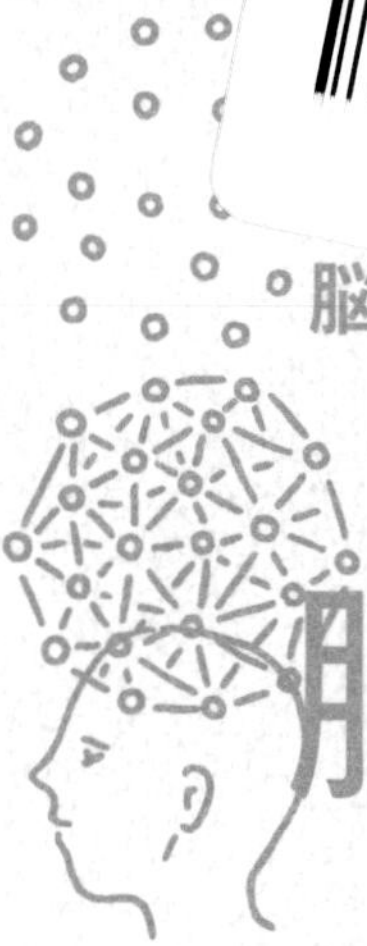

脳AI融合　線

脳と人工知能をつないだら、人間の能力はどこまで拡張できるのか

紺野大地
池谷裕二

講談社

脳と人工知能
をつないだら、
人間の能力はどこまで
拡張できるのか

脳AI融合の
最前線

イラスト
須山奈津希

図版
アトリエ・プラン

装丁
鈴木千佳子

はじめに

私たちは今、人間という存在、その意味や価値が変わりつつある激動の時代を生きています。その理由の一つは、人工知能（ＡＩ）の台頭ですが、それだけではありません。本書で主眼となる「脳の改造」がポイントです。

これまでも人類は、言葉や文字や電気やインターネットなど、様々な道具を開発してきました。こうした道具は、単に生活が便利になるだけでなく、人間の生活様式を、実質的に変えてきました。つまり、役に立つ道具は、人間の「在《あ》り方」を変える力を持っています。

ここで留意したいポイントは、その道具は「人間が発明したもの」という点です。つまり、人間は道具を開発し、自身を開拓してゆく生き物です。他の生物たちは、あくまでもＤＮＡ変異によって、自然の力で進化します。人間は、自然界の進化ルールではなく、人間が編み出した道具という独自の方法で、自身の能力を進化させる能力を備えています。

　そうした長い人間開拓史のなかでも、特に劇的な変化が、いま起こりつつあります。なぜなら、最近の新しい道具は、人間の生活だけでなく、人間の身体そのものを変える可能性があるからです。

　従来の道具は、自動車にしても、飛行機にしても、ヒトの身体運動を超える能力を発揮することはありましたが、それはあくまでも道具が優れているだけの話で、ヒトの身体そのものは変化がありませんでした。これは人工知能についても同じです。人工知能が秀《ひい》でた性能を示しても、人間の能力そのものの限界が突破されたわけではありません。

　つまりヒトは、どれほど賢明であっても、どれほど俊敏であっても、結局は、自身の身体という限界に制約された範囲の中で活動してきたに過ぎません。もちろん、心臓ペースメーカーや薬剤など、ごく一部には、身体を改造したり、改良したりする道具がなかったわけではありません。しかし、「身体」という強烈な物理的制限から完全に解放されることはありませんでした。

　この「身体による拘束」という大原則が、いま、破られようとしています。バイオハッキングやトランスヒューマンといった身体改造技術の萌芽です。この研究分野では、新しいテクノロジーを用いて、生物学的な束縛からヒトを解き放とうとしています。不老不死であったり、自分のコピーの作成であったり、身体の乗り捨てであったりと、様々な話題が議論されています。科学の力によって身体的規制が緩んだとき、人間の在り方が根源から転覆することは間違いありません。これこそが冒頭に「人間の意味や価値が変わる」と書いたことの意味です。

こうした研究領域は、まだ緒についたばかりですが、少なくとも世界の研究者たちが、新たなベクトルへと舵を切っていることは確かです。そして、著者である私たち2人も、そうした先駆的な分野の一端を担っている研究者です。

現在、私たちの研究室では「ERATO 池谷脳AI融合プロジェクト」と「Beyond AI 連携事業」という二つの壮大なプロジェクトに取り組んでいます。このプロジェクトでは、人工知能を用いて脳の新たな能力を開拓することを試みています。脳にどれほどの潜在能力が眠っているかを調べているのです。私たちの研究室のメンバーは「脳には計り知れない可能性がある」と信じています。逆に言えば、脳の真のポテンシャルが、残念ながら今は、身体という制約で閉塞されていると考えているのです。

ヒトの体には、ツバメのような翼がありません。チーターのように駆ける脚もありません。タコのように吸盤のついた腕もありません。コウモリのように超音波を聞く耳も持っていません。ノミのように赤外線を感知することもできません。オタマジャクシのように水中で呼吸できるエラも持っていません。もし、ヒトがこうした優れた身体を持っていたらどうでしょう。おそらくヒトの大きな脳は、そうした高機能な身体を難なく使いこなせるはずです。

実際、ヒトは言葉や文字やインターネットといった高度な能力拡張ツールを開発してきました。もちろん脳は、これらの道具を開発したり、使ったりすることを目的に、進化してきたわけではありません。これらの道具は、あくまでも脳の副産物です。しかし脳は、新しい道具をすみやかに自らに取り込み、上手に活用しています。脳の新しい使い方が開拓されたのです。これらの道具がなかった古い時代では、そうした脳の能力は眠ったままでした。たまたま、そうした道具に出会う機会に恵まれたから、脳は存分にその性能を発揮できたまでのことです。これは本質的には幸運なことです。未来についても同じことが言えます。もしかしたら、今後、まだ見ぬ新しい道具が開発されれば、今はまだ眠っている、未開の能力が引き出されることでしょう。

でも、いつかそんな日が来る将来を、のんびりとは待っていられないのが、科学者の性分です。ならば人工知能を用いて脳を開拓すればよい——。これこそが「池谷脳ＡＩ融合プロジェクト」の礎《いしずえ》です。私たちは次のようなスローガンを掲げています。

脳にＡＩを埋め込んだら何ができる
ＡＩに脳を埋め込んだら何がおこる
脳をネット接続したら世界はどう見える
たくさんの脳を繋げたら心はどう変わる
せっかく脳を持って生まれてきたのだから
脳を目一杯使い込みたい
未知なる「知」に戯《たわむ》れる童心と憧心

本書の著者2人は、このプロジェクトのメンバーです。池谷裕二はリーダーとしてプロジェクトを統率し、紺野大地は医師の視点から基礎研究を推進しています。

もちろん私たちは、やみくもに研究を暴走させているわけではありません。綿密な計画を立て、緻密な実験によって、慎重に研究を進めています。当然、生命の尊厳と社会の倫理には、最大限の注意を払っています。脳の使い方が変わることは、過去の歴史のなかで何度もありました。しかし、今回の研究では、脳そのものに手を加えるという人為的な工程が加わります。私たちが今やろうとしている研究は、生物学的にどのような意味があるのか、社会的にはどのような懸念点があるのか、臨床的にはどのようなメリットがあるのか。こうしたことを誰よりも真摯に考えてきたという自負があります。だからこそ、脳ＡＩ融合の研究分野について、本にまとめようと思ったのです。

池谷脳ＡＩ融合プロジェクトの研究そのものは、まだ道半ばですが、すでにワクワクするような革新が起こりつつあります。本書では、私たちの研究にも一部触れながら、今世界で進められている脳と人工知能の融合研究について、できるだけ中立な立場から、最先端の様子を幅広く紹介します。その先にどんな未来が待っているのか、人間がどのように変わりうるのか、そんな疑問を読者のみなさんと一緒に考えてゆきたいと思います。

最後になりましたが、この本を書きたいという私たちの真剣な思いをすぐさま汲んでくださった講談社の篠木和久さん、編集作業に奔走してくださった家田有美子さんに感謝申し上げます。本書では大概の構想は池谷が、具体的なアイディアの落とし込みと執筆は紺野が担当しています。紺野の纏括《てんかつ》力と執筆力は、脳研究界ではつとに有名でしたが、本書によって、ようやく世間にお披露目できることが、何よりの喜びです。もし本書に至らぬ点があったとすれば、それはすべて池谷の責任です。

池谷　裕二

目次

第2章 脳とAI融合の「現在」

脳と人工知能の研究が融合した最新成果　068

脳とAI融合の現在から「未来」へ 145

第3章 脳とAI融合の「未来」 183

脳研究における次世代の「三つの目標」 206

人工知能は人間を超えるのか

イントロダクション

――２ＸＸＸ年の未来予測

この本を手にとっていただき、ありがとうございます。本書を読んでいるあなたは、きっと脳や人工知能に興味があるのではないでしょうか。近年、脳や人工知能に関するあっと驚くようなニュースをよく耳にします。

たとえば脳研究では、「快感を人工的に生み出すことに成功した」「脳を電気で刺激することで、目が見えない人でも文字が『見える』ようになった」など、にわかには信じられないような報告がなされています。

一方、人工知能の分野でも、「人工知能が中国の医師国家試験に合格した」「人工知能が描いた絵が4900万円で落札された」など、少し前までは人間の専売特許と思われていた領域でさえ、次々と華々しい成果が生まれています。

これらのニュースを耳にするだけでも、脳と人工知能という二つの研究分野の進歩が凄《すさ》まじいことを分かっていただけるかと思います。

ですが、本当に驚くべきなのはここからです。科学（サイエンス）と技術（テクノロジー）は、複数の分野を組み合わせることでその進歩が加速していきます。

たとえば、私たちがどこに行くにも欠かせないGoogleマップを支えるテクノロジーであるGPS（全地球測位システム）は、相対性理論（物理学）や暗号理論（数学）、集積回路を扱う電子工学といった様々な学問の結晶ですし、医学という学問も生物学をベースとしながら、近年は情報科学や工学の手法を取り入れることでその進歩が加速しています。

ではもし、**脳と人工知能という爆発的に進歩している学問どうしを組み合わせたら、いったいどれほどのことができるでしょうか？**

実際にここ数年で、これらの分野を組み合わせた衝撃的な研究がいくつも発表されています。いくつかその例を紹介すると、「体を一切動かすことなく、念じるだけでロボットを操作する」「その人が今考えていることを人工知能が翻訳してくれる」などがあります。そして つい最近では、「脳に電極を埋め込んだサルが、人工知能の力を借りて念じるだけで卓球ゲームをプレイする」という、サイエンス・フィクション（SF）の中でしか聞いたことがないようなことが実現されました。

脳や人工知能の研究がこのままのペースで進歩したら、いったいどのような未来が待っているのでしょうか？

ここで、未来の世界に暮らすあなたの一日を想像してみましょう。

2XXX年のあなたの一日は、人工知能が「睡眠や覚醒を司《つかさど》る脳領域」を刺激することで始まります。この領域は睡眠や覚醒を司っているため、ここを刺激されたあなたは一瞬で目が覚め、眠気に悩まされることのない一日が始まります。

起きてまずすることは、脳状態のチェックとメンテナンスです。脳活動記録デバイスが1分で脳の状態をチェックしたところ、あなたは日々の疲れが溜まっており、このまま放置するとうつ病になりかねないという結果が出ました。でも安心してください。人工知能はそのようなサインを決して見逃さず、未来の神経科学に基づいてあなたの脳を適切に刺激し、常に脳を健康な状態に保ってくれます。ジムで定期的に身体のメンテナンスをするのと同じように、未来の世界では脳のメンテナンスが当たり前になるでしょう。日々脳の状態をチェックすることで、うつ病になってから治療するのではなく、そもそもうつ病にならずに済むのです。

忙しい朝の食事は、一日に必要な栄養がすべて詰まったサプリメント一粒です。味気ないと感じるかもしれませんが、ここで役に立つのは脳刺激デバイスです。本当に食べているのは一粒のサプリメントであるにもかかわらず、味覚を司る領域を刺激することで、あたかも一流レストランのモーニングを食べているかのような感覚を味わうことができます。私たちが日々感じる世界は、最終的には脳の活動に過ぎません。そう考えれば、視覚や味覚、嗅覚を適切に刺激することで、「目の前にリンゴがないにもかかわらずリンゴが『見える』」「実際にはオムレツを食べていないにもかかわらず『おいしいと感じる』」ことが可能なはずです。未来の世界では、こういったことも実現されていくでしょう。

さて、仕事の時間です。と言っても、満員電車で1時間もかけて通勤する必要はもちろんありません。自宅のリビングにいながら、仮想空間のアバター（分身）を通じて同僚と仕事をします。2021年の時点でも、アバターを通じて仮想空間で仕事をすることが始まりつつありますが、将来的には仮想空間やアバターが限りなくリアルになり、どちらが現実世界か分からなくなるでしょう。さらに、アバターの見た目は自由に設定できます。現実世界の自分をそのまま再現するのもよいですが、大好きなアニメキャラクターになる人や、ネコの身体で仕事をする人もいるかもしれません。ネコとロボットと人間が一緒に会議をしている、これは種族さえ超えた多様性の極みと言えるかもしれません。

会議も終わり、そろそろ集中して自分だけの仕事に取りかかります。この仕事には根気が必要でなかなかやる気が出ませんが、人工知能はそこもお見通しです。すぐさま「やる気を司る脳領域」を刺激してくれるでしょう。「やる気スイッチ」を押してもらったあなたは、重要なタスクを普段の数倍のスピードで終えることができました。やる気ブーストのおかげで、今日の仕事は午前中で終わりです。

ここからはお昼を楽しみましょう。とは言え、一日に必要な栄養は朝のサプリメントですでに摂取し終えています。ですからお昼ご飯は栄養摂取のためではなく、純粋に楽しむことが目的です。たとえ栄養摂取の必要がなくても、食事の時間は人間にとって欠かせないひとときのようです。ここでもまた、視覚や味覚、嗅覚を司る脳領域の刺激によって、好きなものを「味わう」ことができます。コッテリしたものが食べたいと思ったあなたは、濃厚魚介つけ麺を楽しみました。十分に味わったと言ってもあくまで脳が刺激されただけなので、決して太ることがない点も大きなメリットです。この世界ではもはや、「おいしいものを食べ過ぎて太る」という概念が消滅しているのです。

口直しに紅茶が飲みたくなったあなたは、脳刺激により17世紀のイギリスにタイムスリップします。当時の街並みや雰囲気を肌で感じながら、本場の紅茶を堪能しました。

このように**脳研究と人工知能の進歩は、私たちを時間や空間、身体といったあらゆる制約から解放し、人類の可能性を大きく拓《ひら》いていくことでしょう。**

さて、今日の仕事は午前中で終わっているので、午後は自分のための時間です。あなたは最近、本の出版を目標にしています。ただし、これまで本を書いた経験はなく、執筆スキルに自信がありません。ここでも手助けしてくれるのは人工知能です。「人間と遜色ないレベルの文章を生成してくれる」という人工知能GPT－3が2020年に話題になりましたが、その進化版GPT－Xがあなたのアイディアをもとに、あっという間に本一冊分の文章を書き上げてくれました。あなたはその内容を読み、意図と異なる部分を指摘すると、これまた一瞬であなたの意図を完璧に反映させた文章に生まれ変わりました。

現代では「文章を書く」というスキルの獲得には長い時間をかけた修業が必要ですが、人工知能の進歩はあらゆる人のスキルをブーストしてくれます。未来の世界は、「才能がない」という理由で夢を諦める世界ではなくなるのかもしれません。

仮想空間も快適ですが、現実の太陽光を浴びたくなったあなたは、散歩がてら近くの公園に出かけます。すると、突然目の前の人がうめき声をあげてその場に倒れこんでしまいました。話しかけても反応はなく、どうやら心臓が止まっているようです。日々身体をモニターしているとは言っても、あらゆる病気を完全に予測することはまだできません。あなたは真っ先に救急隊に連絡をしましたが、救急車が到着するまで数分はかかりそうです。

一般に、脳は酸素が途絶えてから数分で脳死状態に陥ると言われており、一刻の猶予もありません。あなたはすぐさま脳を介して救命救急医の知識に直接アクセスし、目の前の患者の救命処置を始めました。まもなく救急車が到着し、患者は病院へと運ばれていきました。数時間後、素早い対応のおかげで患者は後遺症もなく無事に回復したという連絡が届きました。

このように、将来は他人のスキルに自在にアクセスできる時代が来るかもしれません。逆に、あなたのスキルをアップロードすることで、世界中の人々に貢献することもできるでしょう。さらには、過去の偉人のスキルとして「アインシュタインの脳」を一時的に借りることもできるかもしれません。これらのスキルや知識のライブラリは、まさに人類全体の財産となるでしょう。

さて、ようやく夜ごはんの時間になりました。ここでも、今日一日の栄養はすでに取り終えているので、目的は純粋に食事を楽しむことです。夜は「お母さんが昔よく作ってくれたカレーライス」をメインディッシュに、仮想空間を通じて田舎に住む両親や祖父母、海外に住む娘夫婦や孫と一緒に楽しいひとときを過ごします。

充実した一日を終え、明日に向けて就寝の時間です。ここでも、起床と同じように人工知能が「睡眠や覚醒を司る脳領域」を刺激することで、あなたは一瞬で深い眠りにつきました。

明日もまた、素晴らしい一日が待っていることでしょう……。

この未来予想図を読んで、みなさんはどう感じたでしょうか？　このような未来予測は様々な本で行われていますが、本書では脳研究と人工知能の進歩に焦点を当てたのが特徴です。

「こんな未来が来るはずがない」と夢物語に感じている方もいるかもしれません。しかし、すでに研究が進んでいるものも少なくないのです。たとえば、「覚醒を司る脳領域を刺激するとネズミが目を覚ました」という研究や、「人間が書いたものと区別ができないレベルの文章を書く人工知能が誕生した」という研究などがすでに報告されているのです。

もちろん、実現までにまだまだ時間がかかったり、極めて困難なものも数多くあります。ですが、SF作家のジュール・ヴェルヌは「人間が想像できることは、必ず実現できる」という言葉を遺しています。実際に近年では脳研究と人工知能の組み合わせにより、これまでは想像もできなかったような成果が次々と生まれ始めています。

本書では脳と人工知能といった二つの研究分野が過去にどのような成果を生んできたのか、現時点の最先端はどこにあるのか、そして未来では何ができるようになるのかを紹介し

たいと思います。

その一方で、これらの成果が誇張されて報道されることも、時折目にします。実際に研究に携わっていない人からすると、脳研究や人工知能のニュースに対して「これは実際のところどれだけすごい成果なのか」「このニュースはどこまでが事実で、どこからが希望的観測なのか」といった点が気になる人も多いのではないでしょうか。

実際に研究に携わっている科学者の目から脳や人工知能の最先端の研究を紹介することで、一般の方々の素朴な疑問に答えることも、本書の目標の一つです。

「はじめに」に書いたように、現在私たちの研究室では「池谷脳ＡＩ融合プロジェクト」という脳と人工知能とを組み合わせた研究に取り組んでいますが、この分野の進歩は非常に早く、あっと驚くような研究成果が日々発表されています。

本書では、脳と人工知能が融合する分野における最先端の研究を紹介しながら、その先にどんな未来が待っているのかを考えていきたいと思います。

本書の構成は以下のようになります。

まず第1章では、**「過去」において脳と人工知能はどのように進歩してきたのか**を見ていきたいと思います。脳研究では、10年近く前の時点ですでに「北半球にいるネズミと南半球にいるネズミの脳をインターネットでつなぐ」という研究や、「四肢麻痺の患者が念じるだけでロボットを操作してペットボトルの水を飲む」という研究がなされています。また、人工知能の分野では「囲碁の人工知能が世界最強の棋士に圧勝したこと」や「史上初めて『ネコ』の概念を理解する人工知能が誕生したこと」などを紹介します。

第2章では、**脳と人工知能の分野におけるあっと驚くような「現在」の最先端の研究**をいくつも紹介しながら、脳と人工知能研究との結びつきがどんどん強くなっていることを見ていきます。たとえば、「他人が見ている夢を覗き見できる」という研究や「東大合格を目指す人工知能『東ロボくん』」の話題をはじめ、脳と人工知能分野における最先端の研究をたっぷりと取り上げます。そして第2章の最後では、イーロン・マスクが立ち上げたNeuralink（ニューラリンク）という会社が、人工知能と脳研究を組み合わせていったい何をしようと考えているのかを紹介します。Neuralinkの掲げる壮大な野望を通じて、脳研究と人工知能の未来を覗き見ることができます。

そして最後の第3章では、**脳と人工知能がこの先どう発展していくのかの「未来」**を考察します。具体的には、私たちの研究室で進行中の「脳AI融合プロジェクト」の一部である「脳とコンピューターチップの融合」や「脳と脳の融合」について紹介します。また、「人工知能がノーベル賞を受賞する未来」や「結婚や就職などの人生における重大な決断を人工知能がサポートする世界」の可能性について考え、最後は「人工知能をうまく活用することで脳の機能をアップデートできるかもしれない」ことを主張して本書を締めくくりたいと思います。

筆者（紺野）が好きな言葉に、「Life is short. Live your dream, and wear your passion.（人生は短い。情熱を身にまとい、あなたの夢を生きよう。）」というものがあります。この本をきっかけに脳や人工知能に興味を抱き、生涯燃え続ける情熱の種を見出す人が一人でも多く生まれることを願っています。

それでは、ワクワクする冒険の旅を始めていきましょう！

第 1 章

脳と AI融合の「過去」

まずはじめに

みなさんは「生身の脳」に触れたことがありますか？　博物館の展示やYouTubeなどで脳を見たことがある人はいるかもしれませんが、実際に生きている人の脳に触ったことがある人はごくわずかでしょう。

筆者（紺野）は医学生時代の解剖実習で脳に触ったことがありますが、その脳はホルマリンで固定されていて、硬めのゴムボールのような感触だったように記憶しています。

実際に生きている人の脳に触れたのは、研修医時代に脳外科で働いているときでした。脳室に水が溜まってしまう水頭症という病気の患者さんに対し、頭蓋骨を開けて溜まりすぎた水を取り除くという緊急手術が行われました。手術中に脳に触れる機会があったのですが、まるでプリンのように柔らかく、「生きている人の脳はこんな感触なのか」と非常に驚いたことを覚えています。少しでも強い力を加えてしまえば簡単に潰れてしまうようなあの物体が、こんなにも多彩な人間の思考や行動を生み出していることを肌で感じたことは、筆者（紺野）にとって大きな衝撃でした。

このように生身の脳は非常に柔らかいため、頭蓋骨という頑丈な組織によって守られています。脳そのものの重さは、成人で１２００グラムから１５００グラムと言われています。1・5リットルのペットボトルに入った水と同じくらいの重さですから、重いと感じる人もいるかもしれません。ですが、成人の平均体重が男性で65キログラム、女性で52キログラムであることを考えると、脳の重さは2～3％に過ぎません。そんな脳ですが、エネルギー消費は全身の20～25％を占める〝大食漢〟です。脳がいかに多くのエネルギーを必要とするかが分かります。

生物にとっての使命は生き延びて種を次世代につなぐことですから、多くのエネルギーを必要とする脳は諸刃の剣でもあります。脳がそれほど多くのエネルギーを消費しなければ餓死せずに済んだ個体や、そのエネルギーを筋肉や骨の成長に注いでいれば天敵から逃げることができた個体もいるでしょう。事実、ヒトデやイソギンチャクをはじめ、地球上には脳を持たない生物も数多く存在します。彼らが種を次世代につなぐためには、脳という燃費の悪い臓器は持たない方が効率的なのでしょう。

そんな諸刃の剣である脳が地球上で最も発達しているのが、私たち人類です。進化の過程でたまたま脳が大きくなった人類は、その結果として偶然にも現在地球上を支配しています。この先、人類が脳をさらに大きくする方向に進むのか、はたまた「脳がこれ以上大きくなるとメリットよりもデメリットの方が大きい」ということで脳のサイズが保たれる（もしくは小さくなる）のかは神のみぞ知るところですが、とても興味深い疑問です。

さて、脳は何種類かの細胞によって構成されており、その中心となるのが「神経細胞（ニューロン）」です。脳内には860億個ほどの神経細胞が存在すると推測されています。860億という数字は大きすぎてイメージしづらいですが、たとえば私たちが住んでいる銀河系に存在する恒星の数も800億〜1000億個程度と推測されています。脳内には、銀河系に存在する恒星と同じくらいの細胞数が存在していることになります。「脳は宇宙だ」などと比喩的に表現されることもありますが、これほどスケールの大きな臓器を私たち一人一人が持っているのです。

神経細胞は、シナプスと呼ばれる構造で他の神経細胞と情報をやり取りしています（図1-1）。ある神経細胞に伝わってきた情報は、シナプスを介して次の神経細胞へと伝達されるのです。一つの神経細胞は一つの相手とだけ接続しているわけではなく、他の多くの細胞とシナプスを形成しています。驚くべきはその数で、一つの神経細胞は平均すると1万ものシナプスを形成すると言われています。このように神経細胞は一つ一つが他の神経細胞と縦横無尽につながっています。

神経細胞は、伝わってきた情報をどうやって次の細胞へと伝えるのでしょうか？　答えは

図１－１　「脳活動」の正体は電気活動

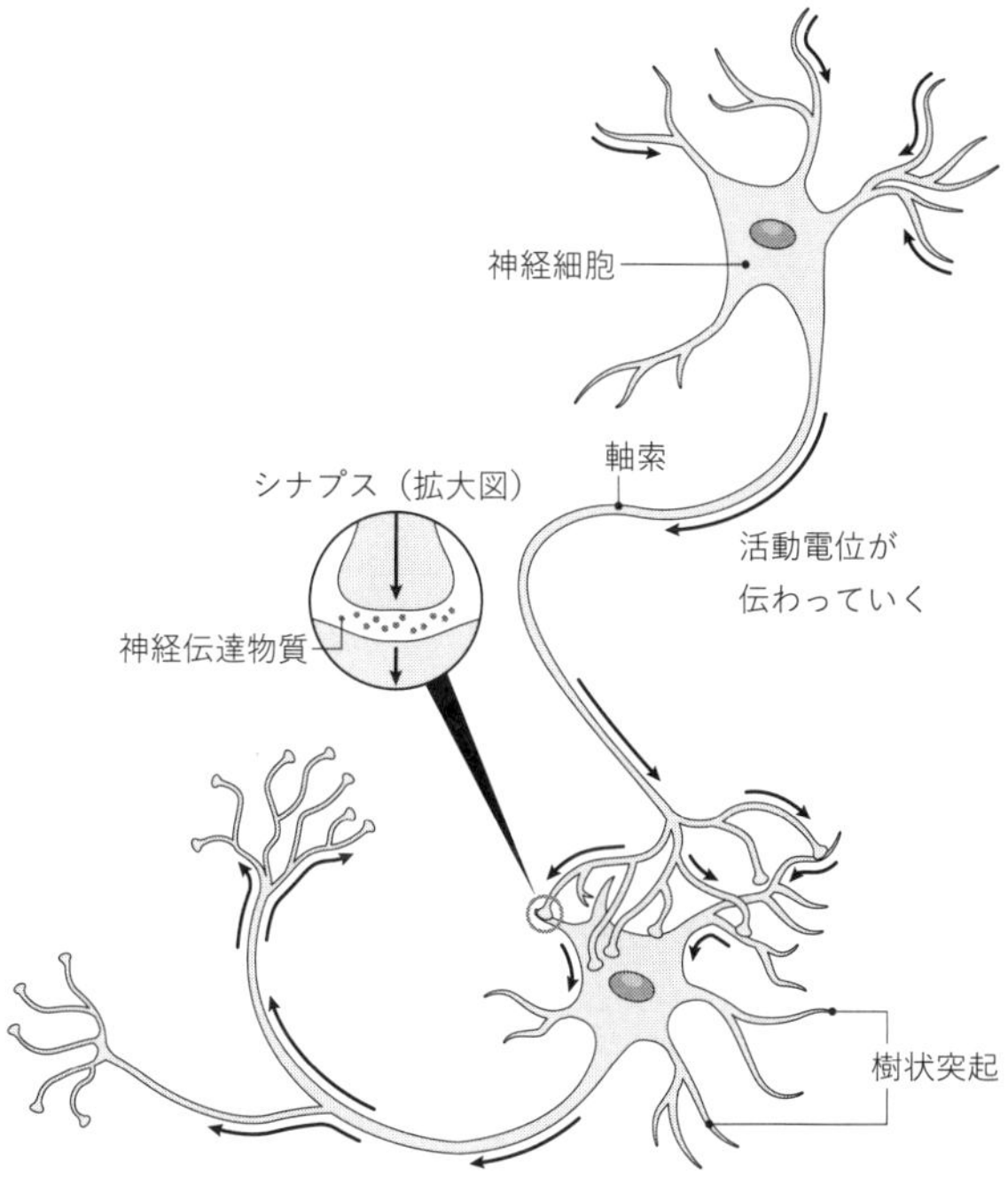

神経細胞は、情報入力の総和がある一定の値を超えると発火し、
活動電位（電気パルス）を生み出す。それが神経線維に沿って進んでいき、
シナプスを介して次の神経細胞へと伝わる

電気信号です。神経細胞は他の細胞からの情報入力の総和がある一定の値を超えると発火し、活動電位という電気パルスを生み出します。この電気パルスが神経線維に沿って進んでいき、次の神経細胞へと伝わっていくのです。

このように、脳活動と言われるものの正体は電気的な活動です。そのような単なる電気的活動から、いかにして私たちの複雑な思考や行動が生まれるのか。脳研究は急速に進歩しているとは言え、まだまだ分からないことだらけです。脳研究にはまだまだ未知の領域が残されているのです。

ここまで、脳についての基本的な知識を見てきました。そして近年、脳研究が急速に進歩していることをうかがわせる成果がどんどん発表されています。

後ほど紹介しますが、「念じるだけでロボットを操作する」という研究や、「離れた大陸間でネズミが意思疎通をする」という研究が続々と生まれています。このように、脳研究は今まさに急速に発展しているフロンティアと言えるでしょう。

急速に進歩している学問と言えば、人工知能研究も負けてはいません。むしろ、人工知能研究の驚異的な発展スピードは脳研究を上回ると言っても過言ではないかもしれません。

代表的なものとして、「人工知能が『ネコ』の概念を理解した」（２０１２年）や「画像認識の性能が人間を超えた」(2015年)、さらには「囲碁の人工知能が世界最強の棋士を打ち破った」(2016年)というニュースは、人工知能の爆発的な進歩を示す非常にインパクトのある出来事でした。

脳と人工知能を組み合わせた研究を行っている研究者は以前から世界中にいましたが、近年の人工知能のブレークスルーによりその数が加速度的に増えているように感じます。その結果、ここ数年であっと驚くような研究が立て続けに発表されています。

本書では、そのような脳と人工知能を組み合わせた最先端の研究をいくつも取り上げていきますが、最新の研究のすごさを知るためには、これまでに積み上げられてきた歴史を知ることが重要です。科学において人類史上トップクラスの貢献をしたニュートンも過去から学ぶことの重要性を強調しており、「私が遥か彼方まで見通せたのだとしたら、それは巨人たちの肩の上に立っていたからだ」と述べています。

そこで**この章では、脳と人工知能の分野において過去に行われてきた興味深い研究や知見を紹介しようと思います**。とは言っても、過去の重要な研究は数え切れないほどあるので、すべてを網羅することはもちろん不可能です。ここでは、象徴的な話題をピックアップしてご紹介していきます。

では、始めていきましょう！

離れた大陸間で、ネズミが意思疎通をする？

まず紹介するのは、**「脳と脳とをコンピューターを介してつないだ」**という研究です。より具体的には「北半球にいるネズミと南半球にいるネズミの脳をインターネットでつなぐことに成功した」という研究になります。いったいどんな内容でしょうか？

インターネットが普及した2021年の現在となっては、日本とアメリカにいる人がリアルタイムでコミュニケーションを行うことは当たり前のことです。しかし、長い人類の歴史において異なる大陸間のリアルタイムコミュニケーションが可能になったのは、19世紀後半の国際電話の登場という、つい最近のことです。大陸をまたいだリアルタイムのコミュニケーションは、人類史における素晴らしい偉業です。

では、人間ではなくネズミが、インターネットを介してアメリカとブラジルの間でリアルタイムコミュニケーションを行うと聞いたら、みなさんはどう思うでしょうか？　ほとんどの人はSFか冗談かと思うかもしれません。ですがこれは、脳研究ですでに達成されているのです（図1－2）。デューク大学のミゲル・ニコレリス先生らのチームによって2013年に発表されたこの研究について、詳しく見ていきましょう。

この研究では、アメリカとブラジルの研究チームが協力して、それぞれの国で飼育しているネズミを用いました。ネズミが入れられている部屋には左右二つのボタンがあり、アメリカにいるネズミがどちらかのボタンを押したときに、ブラジルにいるネズミがアメリカのネズミと同じボタンを押すことができればエサがもらえる、という仕組みになっています。

そしてここからがこの研究のポイントなのですが、ニコレリス先生はアメリカのネズミが左右どちらかのボタンを押したときの脳波の情報をインターネットを介してブラジルへと送り、ブラジルにいるネズミの脳を直接刺激したのです。もしもアメリカのネズミが右のボタンを押したときと左のボタンを押したときの脳波が異なっていれば、ブラジルのネズミは何度もその情報を受け取るうちに、アメリカのネズミが左右どちらのボタンを選択したのかを判断できるようになるかもしれません。

結果はどうなったでしょうか？　なんと、ブラジルのネズミは見事アメリカのネズミがどちらのボタンを押したのかを当てることができるようになりました。アメリカとブラジルという、異なる大陸にいる2匹のネズミが、リアルタイムでコミュニケーションを行うことに成功したのです！

この研究は世間から大きな注目を集め、様々なニュースや新聞に取り上げられました。科

図1－2　インターネットを介して
ネズミが意思疎通できた！

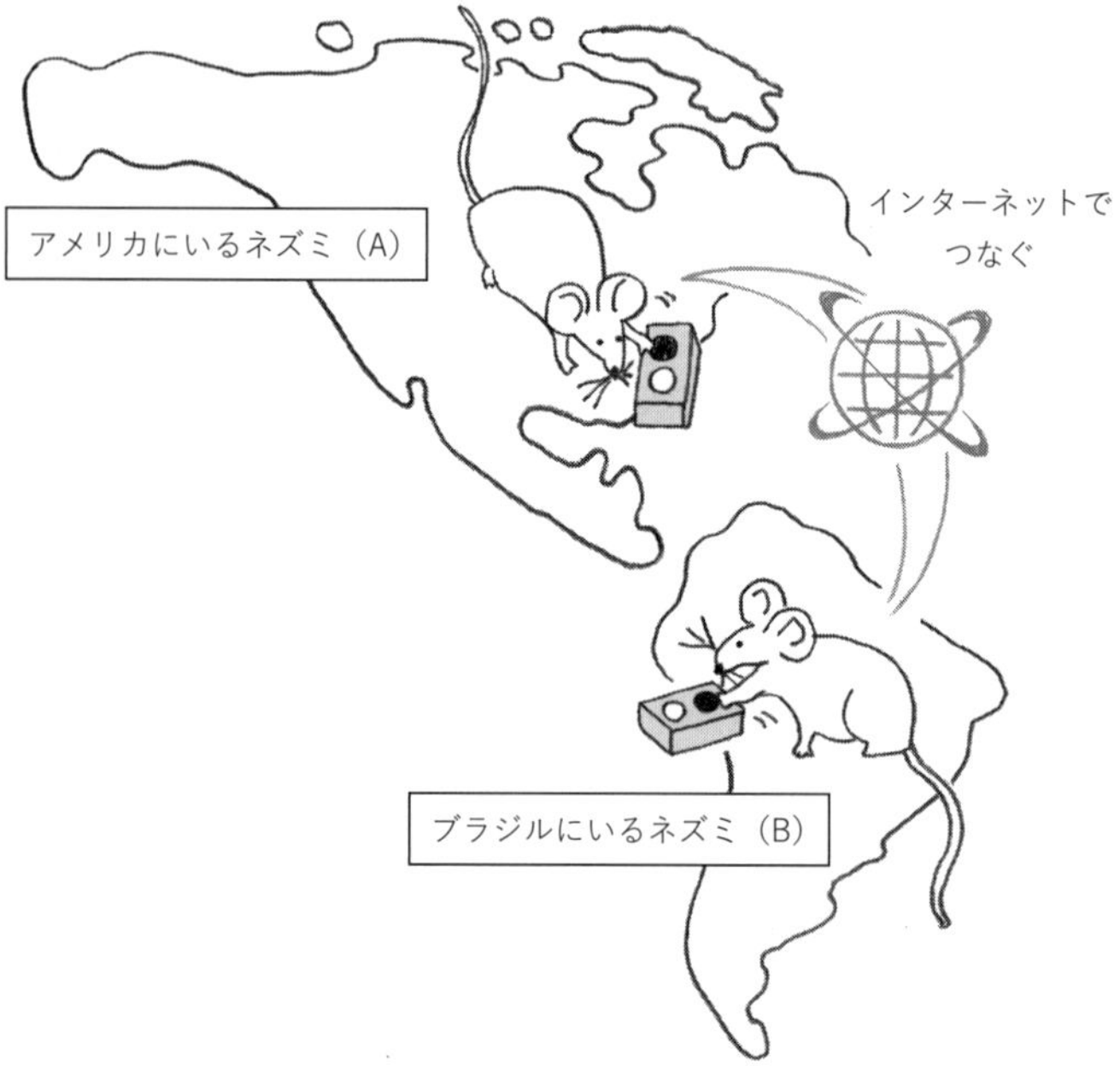

アメリカにいるネズミ（A）が左右どちらかのボタンを押したときの脳波の情報を、
インターネットを介してブラジルにいるネズミ（B）に送る。するとBは、
Aがどちらのボタンを押したか当てられるようになった

学において新たな事実を発見することはもちろん重要ですが、その発見をきちんと世間に伝えることも同じくらい重要です。その点で、この研究が多くの人の注目を集めたことは、科学の発展を加速させるうえで大きな貢献でした。

地磁気を「感じて」迷路を解くネズミ

次に紹介するのは、２０１５年に私たちの研究室が発表した「**脳にコンピューターを埋め込んだ**」という研究です。いったいどんな研究でしょうか？　この研究は、「脳にコンピューターを埋め込むことで、ネズミが地磁気を『感じて』迷路を解くことができた」というものです（図１－３）。

そもそも、地磁気とはなんでしょうか？　地球はそれ自体が大きな電極のようなもので、北極がS極、南極がN極に相当します。地磁気とは、地球自身により生じる磁場を意味します。

人間を含めた大多数の生き物は地磁気を感じるセンサーを持っていないため、私たち人間やネズミは地磁気を感じることはできません。一方で、地球上には地磁気を感じることができる生き物もいることが知られていて、たとえば一部の渡り鳥は地磁気を感じることで毎年

図1－3　地磁気を「感じる」ネズミ

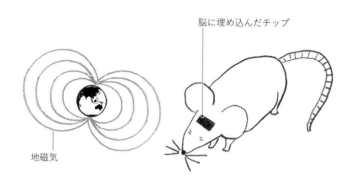

向いた方角に合わせて脳を刺激するチップを視力を失ったネズミの脳に埋め込み、迷路を解かせた。数日後には、エサのある方角を認識して迷路を解けるようになった

8万キロメートルもの距離を迷わずに移動することができます。地球一周が約4万キロメートルなので、毎年地球2周分もしているわけです。

もし、地磁気センサーを生まれつき持っていない生き物が地磁気を感じることができるようになったとしたら、どのようなことが可能になるでしょうか？　地磁気を感じられるということは、常に方位磁針を持っているようなものなので、たとえば森の中で遭難してしまったとしても、地磁気を感じることで森から脱出できるかもしれません。

私たちの研究室では、「地磁気センサーを生まれつき持っていない生き物に地磁気を感じさせる」という一見無謀にも思える挑戦に取り組みました。

この研究ではまず、視力を失ったネズミの脳に地磁気センサーを含むコンピューターチップを埋め込みました。このチップはネズミが北を向いたときに右脳を電気で直接刺激し、南を向いたときに左脳を刺激するように作られています。私たちは、チップを埋め込んだネズミに迷路を解かせることを試みました。私たちが用意したのはT字型の迷路で、常に東側にエサが配置されています。そのため、迷路を解くためにはコンピューターチップから伝えられる地磁気の情報を利用し、どちらが東なのかを把握しなければならないのです。

はたしてこのネズミは、東がどちらかを判別しエサを手に入れることができたのでしょうか？

驚くべきことに、コンピューターチップを脳に埋め込んでからわずか数日後には、ネズミは高い確率で東がどちらかを判別し、エサを手に入れることができるようになったのです！これはすなわち、ネズミがコンピューターチップを介して伝えられる地磁気の情報を活用できるようになったことを意味します。**脳はこれまで経験したことがないような刺激に対しても素早く対応し、その情報を活用することができるのです。**

この研究が示したように、脳は初めて経験する地磁気の情報であっても素早く利用することができます。にもかかわらず、私たちは普段その能力を使い切ることなく生活していま す。言い換えれば、私たちは「進化しすぎた脳」のキャパシティを十分に活用しきれておらず、宝の持ち腐れになっているのかもしれません。脳は、はたしてどれほどの潜在能力を秘めているのでしょうか？　私たちは、人工知能の力を借りることでこの大きな問いに立ち向かっていきたいと考えています。

「念じる」だけでロボットをあやつる

ここまで、「脳と脳とをコンピューターでつなぐ」という研究や、「脳にコンピューターを埋め込む」という研究を紹介してきました。過去の脳研究として最後に紹介するのは、**「脳とコンピューターをつなぐ」**という研究です。このような研究は「脳と機械をつなぐ」という意味で**「BMI（ブレイン・マシン・インターフェース）」**と呼ばれたり、「脳とコンピューターをつなぐ」という意味で**「BCI（ブレイン・コンピューター・インターフェース）」**と呼ばれたりします。BMIを用いた研究で代表的なのは、「念じるだけでロボットをあやつる」というものです。なんだか、SFのように聞こえますね。

実は、BMIの研究は50年以上も前から行われています。そして近年では、BMI研究は、交通事故などで手足を損傷して動かせなくなったものの脳は無事な人たちのために、車椅子やロボットアームを脳活動だけで動かせるようにしよう、という目的で行われることが増えてきています。では、どうすればそんな魔法のようなことができるようになるのでしょうか？

たとえば、「サッカーをしているところ」を想像してみてください。このとき、みなさんの脳は何かしらの活動をしています。次は、「映画を見ているところ」を想像してみてください。このとき、みなさんの脳はサッカーを想像しているときとは違う活動をしています。これと同じように、「右手でコップをつかんでいることを想像しているとき」と「左手を机の上に置いていることを想像しているとき」の脳活動も異なります。

ＢＭＩでは、「異なることを想像しているときには、異なる脳活動が生じている」という事実を利用しています。すなわち、「右手でコップをつかんでいることを想像しているとき」にはロボットの右腕がコップをつかむように事前にプログラムし、「左手を机の上に置いていることを想像しているとき」にはロボットの左腕を机の上に置くように決めておくのです。このようにして、体が動かなくなってしまった患者さんでも脳活動だけでロボットをあやつることができるようになります。

50年以上前に始まったＢＭＩの研究は、まずマウスやラットから始まり、徐々にサルへと進んでいきました。その後、安全性に十分に配慮しながら着実に研究は進んでおり、２０１

図1－4　念じるだけでロボットアームを動かす

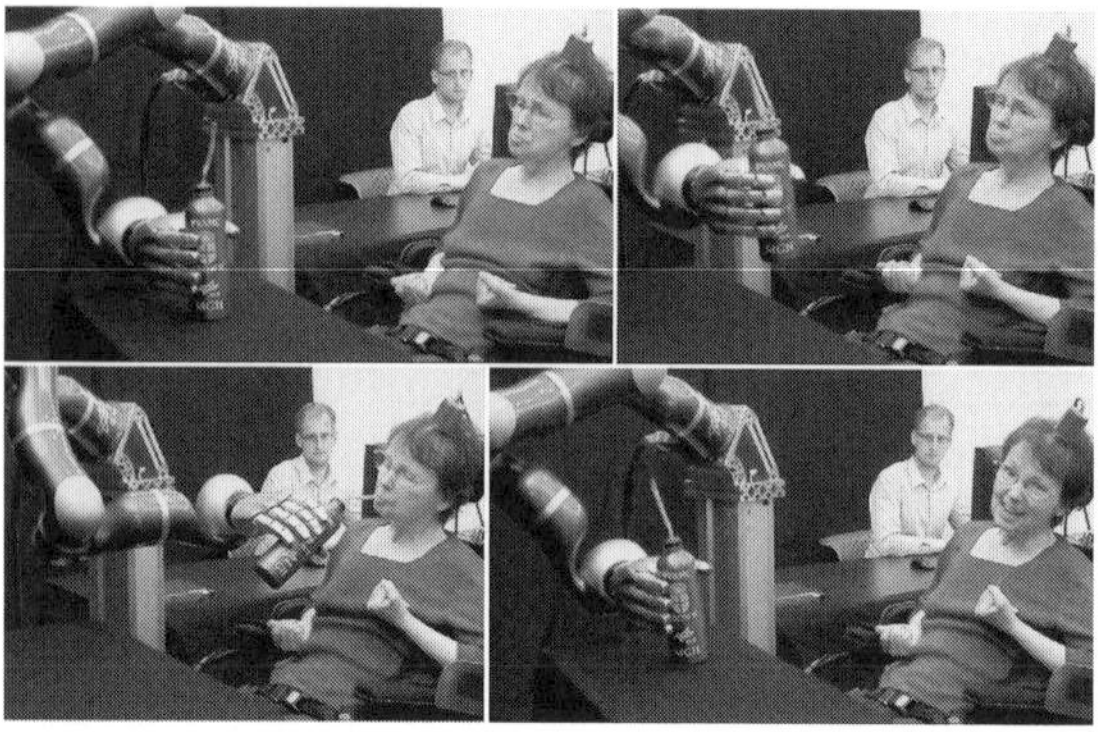

交通事故などで手足を損傷して動かせなくなった人でも、BMIが脳活動を読み取ることで、念じるだけでロボットをあやつることができるようになる
*Hochberg, et al., *Nature*（2012）より

2年の時点では人間の患者さんにおいて、念じるだけでロボットアームを動かし、ペットボトルの水を飲むことに成功しています（図1－4）。遠からず、手足が動かなくなった患者さんが念じるだけで車椅子やロボットを操作することが当たり前になる日が来るかもしれません。

ＢＭＩは文字通り「脳とコンピューターをつなぐ」研究であり、この分野にはとてつもなく大きな可能性が秘められています。ＢＭＩ研究の最新情報については第2章で改めて詳しく紹介しますが、最近では車椅子やロボットをあやつるだけではなく、考えていることを直接文章にしたり、他の人が見ている夢の内容を見たりすることもできるようになってきています。まるでSFの世界がどんどん実現されていくようです。

人工知能とはなにか

さて、ここまでは脳についての過去の研究を紹介してきました。ここからは、人工知能について見ていきたいと思います。

その前に今さらですが**「人工知能」**とは何でしょうか？　実は、研究者によって様々な定義があり、東京大学の松尾豊先生は**「人工知能の定義は専門家の間でも定まっていない」**と述べています。そもそも人工知能という言葉は、いったいどのような経緯で生まれたのでしょうか？

時は1956年の夏、アメリカの研究者たちによりアメリカ東部の都市、ダートマスでコンピューター科学の研究成果を発表しあう場が設けられました。この会議の主催者であるジョン・マッカーシーがしたためた会議の提案書の序文には、以下のように記されていました。

我々は、1956年の夏の2ヵ月間、10人の人工知能研究者がニューハンプシャー州ハノーバーのダートマス大学に集まることを提案する。そこで、学習のあらゆる観点や知能の他の機能を正確に説明することで機械がそれらをシミュレートできるようにするための基本的研究を進める。機械が言語を使うことができるようにする方法の探究、機械上での抽象化と概念の形成、今は人間にしか解けない問題を機械で解くこと、機械が自分自身を改善する方法などの探究の試みがなされるだろう。我々は、注意深く選ばれた科学者のグループがひと夏集まれば、それらの問題のうちいくつかで大きな進展が得られると考えている。

「機械が学習や知能をシミュレートできるようにする」という考え方が記されたこの提案書の中で、人工知能（Artificial Intelligence）という言葉が初めて使われたのです。また、この提案書の中では「Human Brain」という表現もしばしば登場し、人工知能という分野がもともとは「人間の脳のような知能を創《つく》る」ことを目的として始まったことがうかがえます。

このようにして始まった人工知能という分野には「遠からず人間のような知能を持った機械を実現できるのではないか」という雰囲気が漂っており、1950年代後半から1960年代にかけて第1次人工知能ブームが訪れました。しかしながら、この時期の人工知能はあくまでも「明確にルールが決められた状況でのみうまくはたらくもの」であり、「病気の患者さんの治療法をどうすれば良いか」や「会社の利益を増やすにはどのような方法があるか」のように様々な要因が複雑に絡み合っている、人間が本当に解きたい現実社会の課題についてはまったくと言っていいほど役に立たなかったのです。

また、チェスや将棋、囲碁のように「相手がいるゲーム」も、探索する場合の数が多すぎたため、この時期の人工知能には時期尚早の課題でした。このように、第1次人工知能ブームで人工知能が解くことのできた問題は、実用的でないという皮肉を込めて「おもちゃの問題（トイ・プロブレム）」と呼ばれました。現実の複雑な問題は解けないという性能的な限界が見えると、ブームは下火となり、1970年代には人工知能研究は冬の時代を迎えてしまいます（図1－5）。

その後1980年代に入ると、再び人工知能研究が盛り上がりを見せ、第2次人工知能ブームが訪れました。

このブームを起こす引き金となったのが、**エキスパートシステム**です。これは、人工知能に専門家が持つ「知識」をルールとして教え込み、問題を解決させようとするシステムです。

具体的には、人工知能に膨大な専門的な情報を入れ、もし「XXX」という条件が揃え

図1－5　人工知能ブームの変遷

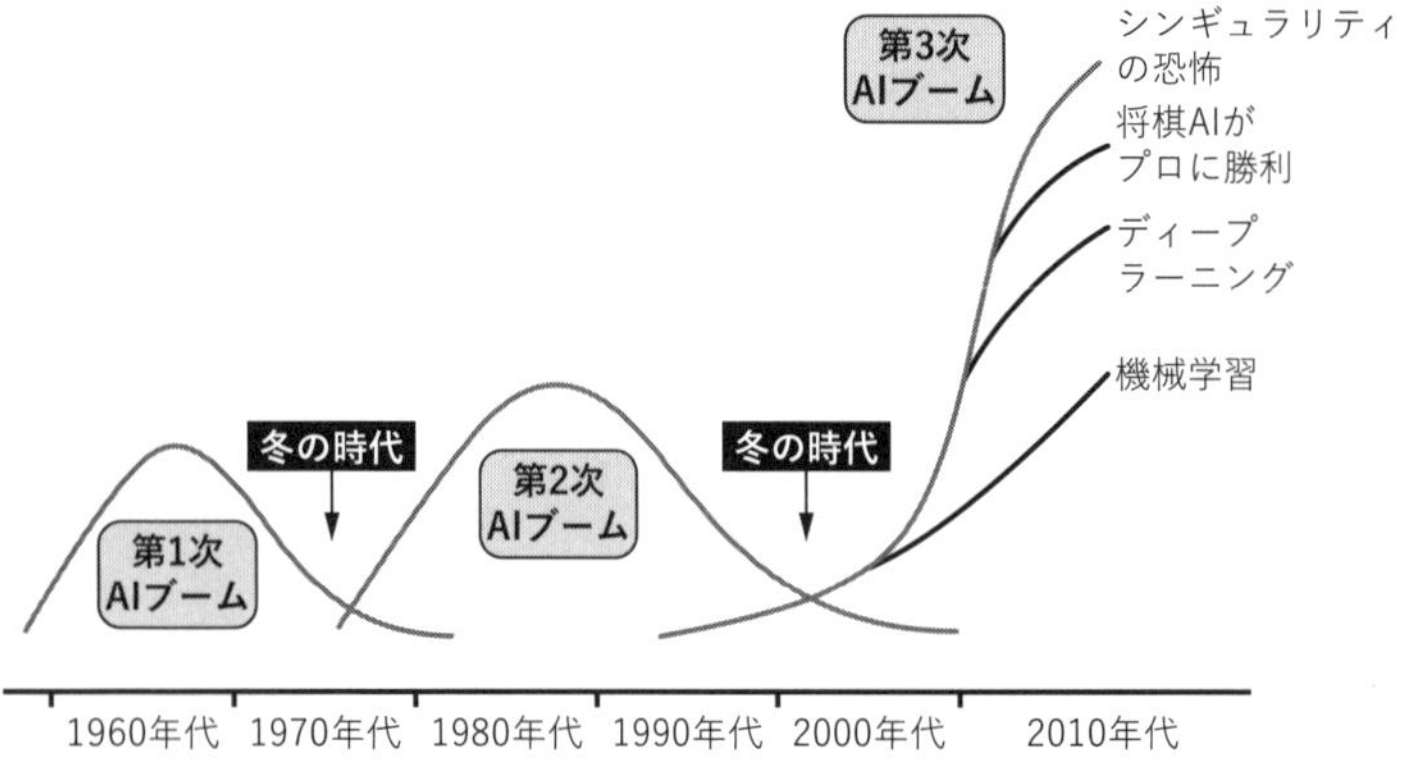

人工知能ブームは大きく３つに分けられる。2021年現在は、
ディープラーニングの誕生によって始まった第３次AIブームの最中にある
*松尾豊『人工知能は人間を超えるか』(KADOKAWA) より一部改変

ば、「YYY」という答えを返すようにプログラムを作ります。このような条件式をなるべくたくさん作っていくことで、「質問をすると求める答えが返ってくる」という専門家の役割を人工知能が代替できるようになりました。

このようにして、医学の知識を蓄積することで病気の診断をしてもらったり、法律に関する情報を蓄積することで過去の判例に従った法律の解釈を教えてもらったりといったことができるようになりました。これは、第1次人工知能ブームで解くことができた「トイ・プロブレム」だけでなく、現実的な問題も解けるということで脚光を浴びました。

エキスパートシステムの中でも代表的な

のが、スタンフォード大学で開発されたＭＹＣＩＮ（マイシン）です。これは、人工知能が出してくる質問に答えていくことで、患者が何の病原菌に感染しているのかを診断し、さらには適切な抗生物質を提案してくれるというものでした。肝心の精度ですが、当時のデータによれば65％の確率で正しい抗生物質を処方できたとのことです。感染症の専門医の精度が80％と言われるなかで、50年近くも前にこのような人工知能が作られていたのです。

しかし、エキスパートシステムも徐々にその限界が指摘されはじめます。それは、エキスパートシステムも結局はルールに従った答えを返しているに過ぎず、その膨大なルールを人間が一つずつ事前にプログラムする必要があるということです。

多くの人工知能では、ルールの数が数万やそれ以上になるため、それぞれのルール間で矛盾がないように調整するだけでもゾッとするほどの時間がかかりますし、ルールを後から追加するときの苦労も計り知れません。さらに、人工知能は「一般常識」というものを理解していないため、「犬は四足歩行である」「魚は空を泳げない」といった、人間であれば成長とともに身につける当然の知識さえも一つ一つ入力する必要があったのです。

このように、第2次人工知能ブームでは一定の成果があげられたものの、人間が持つ知識や一般常識を人工知能にすべて覚えさせることの難しさが露呈し、１９９０年代に入ると人工知能研究は再び冬の時代を迎えてしまいます。

そして2010年代に入り、私たちは今、第3次人工知能ブームの真っ只中にいます。第3次人工知能ブームを引き起こすきっかけになったのは、なんと言っても**ディープラーニング**です。ここからは、ディープラーニングとは何なのか、なぜディープラーニングが画期的なのかを見ていきたいと思います。

ディープラーニングの誕生

この本を読んでいる人は、「ディープラーニング」という言葉を聞いたことがある人が多いのではないでしょうか。ディープラーニングを一言で表現すると「**大量のデータを与えることで、人工知能が自らデータの特徴を発見するテクノロジー**」と言えるでしょう。

ディープラーニングの基礎は2006年にトロント大学のジェフリー・ヒントン先生らによって生み出され、そこから現在に至るまで人工知能研究の盛り上がりが続いています。

なかでも象徴的な出来事と言われるのが、2012年に行われた画像認識の大会「ILSVRC（ImageNet Large Scale Visual Recognition Challenge）」で、ヒントン先生率いるチームが圧倒的な成績で優勝したことです。ILSVRCとはどのような大会で、ヒントン先生らはいったいなぜそれほど圧倒的な成績を残すことができたのでしょうか？

まず、ILSVRCとはコンピューターの画像認識技術を競う大会であり、具体的には「画像に写っているものが何なのかを、自分たちの人工知能がどれだけ正確に分類できるか」で争われます。使われるのは、花やイヌ、飛行機などが写っている15万枚という膨大な数の画像であり、正解率が最も高いチームが優勝となります。

2011年までは毎年ほんの少しずつ優勝チームの正解率が上がっており、2012年も前年度から1%くらい正解率が上昇するだろうと誰もが考えていました。そんな中で彗星のように登場したのが、ヒントン先生らが開発したディープラーニングでした。このディープラーニングは前年の優勝者の正解率から一気に10%近く上昇させ、2位以下を圧倒的に引き離して優勝したのです(図1－6)。この結果は人工知能研究者にとって衝撃的なものでした。

ヒントン先生らが開発したディープラーニングは、なぜそこまで圧倒的な成績を残すことができたのでしょうか？　それまでの手法と比べて、いったいどんな点が優れているのでしょうか？

ディープラーニングの強みを一言で言うと、「それまでは人間が選んでいた特徴量をデータから自動的に学習する」ということです。ディープラーニングが登場する以前は、画像の

図1−6　画像認識に革命を起こしたディープラーニング

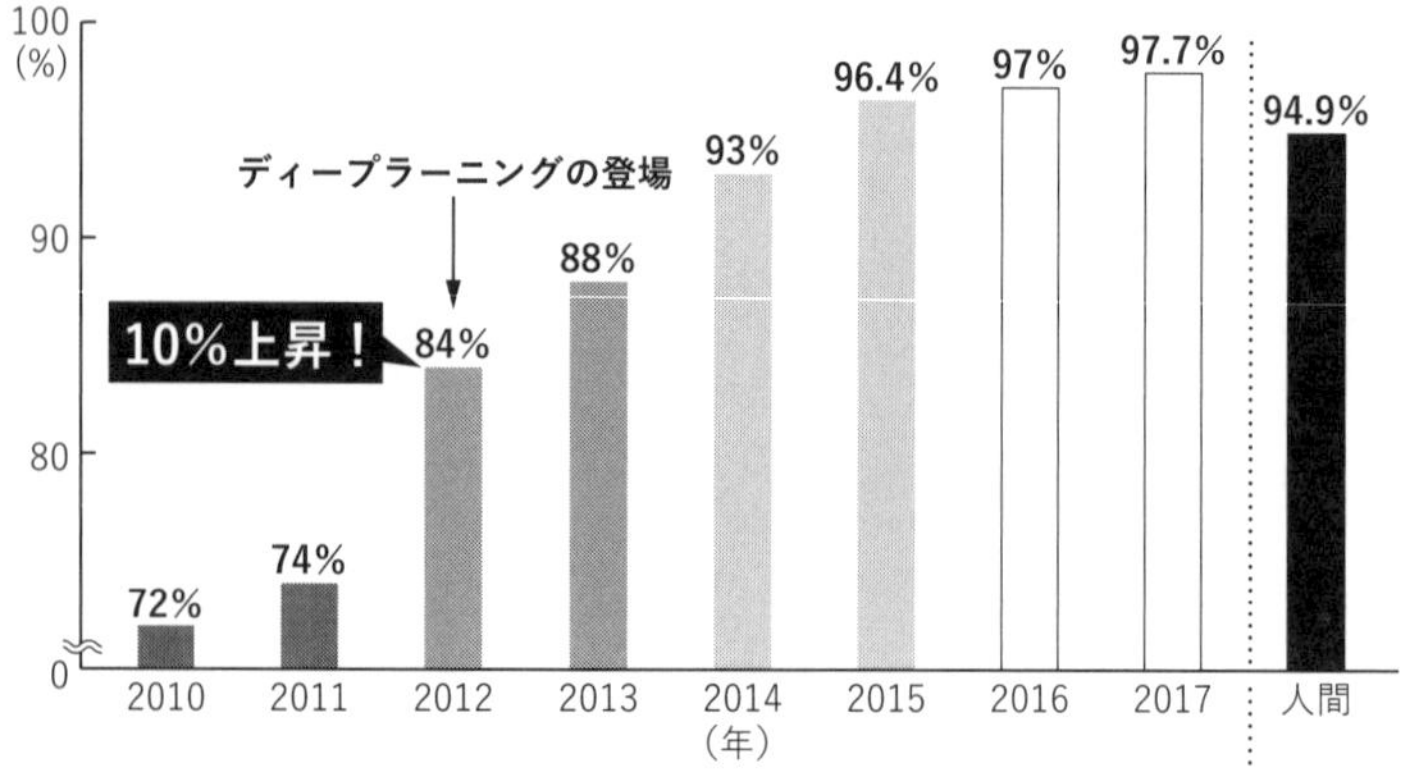

ディープラーニングの登場によって、2012年に画像認識の正解率が10%上昇。
2015年にはついに人間の認識率を上回った
*ILSVRC発表のデータをもとに作成

分類に必要な情報を人間が選択していました。この「分類に必要な情報」のことを、人工知能の分野では「**特徴量**」と呼びます。

特徴量について説明するために、例として「ある人の寿命を予測する」という問題を考えてみましょう。このとき、その人の国籍、性別、健康診断の結果、収入、先祖の寿命、先祖の死因、睡眠時間、運動習慣、喫煙の有無、飲酒量などの情報を与えれば、ある程度の精度で寿命が予測できるでしょう。これら一つ一つが特徴量であり、寿命の予測に役立つ情報です。一方で、寿命の予測にあまり役立たない特徴量も無数にあります。たとえば、その人の家にある綿棒の本数や、その人が直前に使っていたアプリの頭文字といった情報が寿命の予測に役立たないことは明らかです。

このように、ディープラーニング誕生以前は「人工知能にどのような情報を特徴量として与えるか」が決定的に重要であり、特徴量選択を人間の経験や直観に頼らざるをえない点が人工知能の限界となっていました。

ところがディープラーニングの誕生により、「どういった特徴量を用いれば寿命の予測ができるのか」を人工知能が与えられたデータから自動的に選択できるようになりました。これにより、「寿命を予測したい」や「画像を分類したい」と目的を明確にしたうえで大量のデータを与えれば、人間の経験や直観に頼らずとも人工知能が答えを導き出してくれるようになったのです。ここまで聞くと、ディープラーニングのすごさが分かってきたのではないでしょうか？

では、**なぜディープラーニングは2012年になってようやく生まれたのでしょうか？**
それには、二つの大きな理由があります。

一つ目は、コンピューターのスペックが劇的に向上したことです。世界的な半導体メーカーであるインテルの創業者ゴードン・ムーアは1965年に、「コンピューターのトランジスタ数は毎年2倍になる」と予言しました。その後この予言をもとに提唱された「ムーアの法則」は、「コンピューターのトランジスタ数は18ヵ月ごとに2倍になる」という経験則です。トランジスタ数が増えることは、コンピューターの性能向上に直結します。その後現在に至るまで、おおむねこの予言通りにトランジスタ数は増加し続けています。

ムーアの法則から単純に計算すると、トランジスタ数は5年で約10倍、10年で約100倍、20年で約1万倍となります。そんなバカなと思うかもしれませんが、実際にこの50年でトランジスタ数は数百万倍に増加しているのです。現在のコンピューターは、第1次人工知能ブームや第2次人工知能ブームの時点では考えられないほど高性能になっています。このスペックの向上により、ディープラーニングに必要な膨大な計算を行うことができるようになったのです。

ディープラーニングが生まれた二つ目の理由は、ビッグデータが蓄積されたことです。ビッグデータとは、日々膨大に生成・蓄積される様々な種類・形式のデータのことです。ディープラーニングでは、入力されるデータの量と質がそのまま性能に直結します。そして、この20年で人類が生み出すデータ量はなんと1000倍以上になっています。

このようなデータ量の爆発的な増加には、Googleなどの企業が大きく貢献していることは間違いありません。この本を読んでいる若い読者のみなさんには信じてもらえないかもしれませんが、Googleが誕生したのは今からたった23年前（1998年）のことなのです。ディィープラーニングには膨大なデータが不可欠であり、人類が扱うデータ量が爆発的に増えたことがディープラーニングの誕生に直結しました。

今後、コンピューターの性能はますます向上し、データ量も5G（第5世代移動通信システム）などの普及によりさらに増加するでしょう。

ちなみに、ディープラーニングは**ニューラルネットワーク**と呼ばれる構造がベースとなっています。「ニューロン」とは脳の神経細胞を意味する単語なので、ニューラルネットワークを直訳すると「神経細胞のネットワーク」となります。人間の脳内では860億個もの神経細胞が非常に複雑なネットワークを形成していることを先ほど話しましたが、ニューラルネットワークはそのような脳の構造に着想を得て生まれました。

人工知能で用いられるニューラルネットワークには生物の脳とは異なる部分も多々あるものの、ディープラーニングのベースとなるアイディアは基本的には脳研究が起源になっていると言っても過言ではないでしょう。

この他にも、視覚を司る脳領域の構造から着想を得たニューラルネットワークがディープラーニングに用いられる研究もあり、脳研究の知見は様々な面で人工知能に貢献しています。

Googleのネコ

さて、ヒントン先生らがディープラーニングを生み出した2012年には、もう一つ「Googleのネコ」と呼ばれる印象的な出来事がありました。これは、「**人工知能がネコとはどういうものであるかを自ら『理解』した**」という研究です。いったいどういう研究なのでしょうか?

この研究で、Googleの研究チームはまずYouTubeの動画からランダムに1000万枚の画像を集め、その画像を使ってひたすら人工知能を学習させ続けました。ここで重要なのは、「この画像に写っているのは人間で、こっちの画像にはネコが写っている」といった情報を人工知能に一切与えなかった点です。このような学習は**教師なし学習**と呼ばれます。

それにもかかわらず、学習が終わった人工知能は、与えられた画像がネコかどうかを区別し、さらには自らネコの画像を作り出せるようになったのです(図1-7)。これはすなわち、1000万枚もの膨大な画像をただひたすら見せ続けるだけで、ネコとはどういうものかを人工知能が自ら学んだことを意味します。

ディープラーニングが誕生するまで、人工知能がネコのことを学ぶためには、人間がネコ

図１－７　Googleのネコ

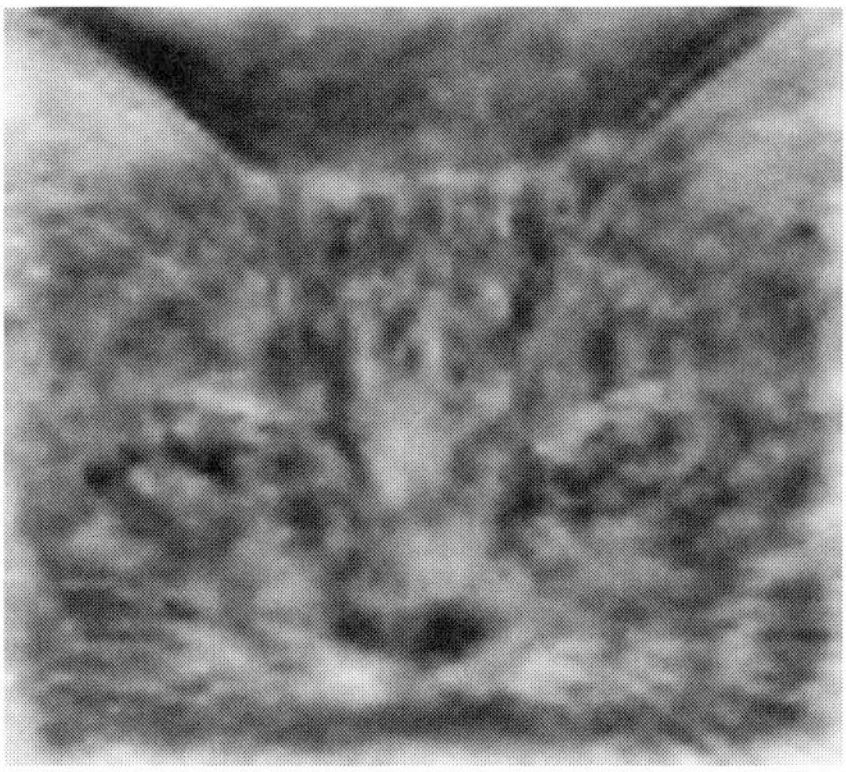

Googleの人工知能が作り上げたネコの画像。
ランダムに選ばれた1000万枚の画像を学習して生み出された
*Google発表資料（https://blog.google/technology/ai/using-large-scale-brain-simulations-for/）

の特徴を教えてあげる必要がありました。たとえば、「耳が二つあって、目が二つあって、尻尾があって、ニャーと鳴いて、ワンワンとは鳴かなくて……」などです。一方、人間は成長とともにネコとはどのような生き物なのかを自然に理解していきます。人間にとってこれはごく自然で簡単なことのように思えますが、ディープラーニング以前の人工知能にとっては非常に難しいことでした。ですがディープラーニングの誕生により、人工知能はこのような「ネコの特徴」を大量のデータのみから自ら学ぶことができるようになったのです。

これらの結果は世間に大きな衝撃を与え、人工知能の発展を強く印象づけるものとなりました。

人類最強の棋士を超えたAlphaGo

近年の人工知能の進歩を語るうえで欠かせないのが、**囲碁の人工知能「AlphaGo（アルファ・ゴ）」**でしょう。

2016年、囲碁の人工知能「AlphaGo」が当時の世界最強棋士である李世乭（イ・セドル）九段を打ち破りました。これは、人工知能の急激な進化を決定づける衝撃的な出来事だったと言えるでしょう。AlphaGoとの対局の前には、李世乭九段は「私はAlphaGoに勝つ自信があります」と発言しており、周囲も李世乭九段が優勢だろうと見ていました。それもそのはずで、囲碁は、将棋やチェスを含めたあらゆるボードゲームの中でもトップクラスに複雑で、人工知能が囲碁で人間に勝つには数百年かかるとも言われていたのです。

ところが、2010年以降AlphaGoは急速に進歩し、あっという間に素人にはたちうちできないほど強くなっていきました。かくして2016年3月9日、AlphaGoを作ったDeepMind社は人類最強の棋士である李世乭九段に勝負を申し込み、「人間と機械の最終決戦」というキャッチフレーズで李世乭九段とAlphaGoの対局が始まったのです。

結果はどうなったでしょうか？　ふたを開けてみれば、AlphaGoの4勝1敗でした。人類最強の棋士は、人工知能にわずか1勝しかすることができず破れ去ったのです。対局後、李世乭九段は「AlphaGoはほぼ完璧な碁を打ち、自分がリードしたと感じた瞬間は一度もなかった」と述べています。AlphaGoが人類最強の棋士に圧勝したことは、囲碁の世界にとどまらず、全世界の人々に人工知能の急速な進歩を示す出来事となりました。

続く2017年には、李世乭九段と並んで当時の世界トップレベルの棋士である柯潔（カ・ケツ）九段がAlphaGoに挑みましたが、結果はAlphaGoの3勝0敗でした。1年の間にAlphaGoはさらに進化し、人類トップレベルの棋士が1勝すらすることもできず破れ去ったのです。

人類最強棋士2人をいともたやすく打ち負かしたAlphaGoは、いったいどのようなメカニズムでできているのでしょうか？

ここにもディープラーニングが関わっています。AlphaGoには**深層強化学習**という仕組みが用いられており、これはディープラーニングと強化学習の組み合わせから生まれました。強化学習とは人工知能の一分野であり、人工知能に試行錯誤をさせ、正解や目標に近づいたら報酬を与えるという学習法です。一見難しそうに聞こえますが内容は単純で、ごく簡単に言うと「対局に勝ったら報酬がもらえる」というシンプルな仕組みです。これは、お母さんから「テストで100点とったらご褒美におもちゃを買ってあげる」と言われ、気合いを入れて勉強するのとそう変わらないようにも思えます。

AlphaGoはその後もますます進化していて、2021年現在では**MuZero（ミューゼロ）**へと進化しました。このMuZeroが凄まじいのは、もはや囲碁に特化した人工知能ではなくなったというところです。MuZeroは最初にボードゲームのルールさえ与えられれば、囲碁に限らず将棋、チェスなどの様々な対戦型ゲームで人類のトッププレイヤーを軽々と超えていくようになりました。つまり、MuZeroは「**ありとあらゆる対戦型ゲームにおいて、相手を打ち負かすための汎用的なエッセンス**」を学ぶことができるようになったのです。

さらに、MuZeroはルールを教えられてから人類の世界最強レベルを超えるまでにわずか3時間しかかかりません。悲しいことですが、もはやこういった対戦型ゲームにおいて、人類が人工知能に勝つ日は二度と来ないでしょう。

ところで、MuZeroはどうやってそこまで強くなるのでしょうか？　答えは単純で、MuZeroどうしで戦わせているのです。人工知能には食事も睡眠も必要ないので、ひたすら碁を打ち続け、3時間もかからずに人類がまったく手の届かないところまでたどり着いてしまうというわけです（図1－8）。

図１－８　疲れを知らないAI同士の戦い

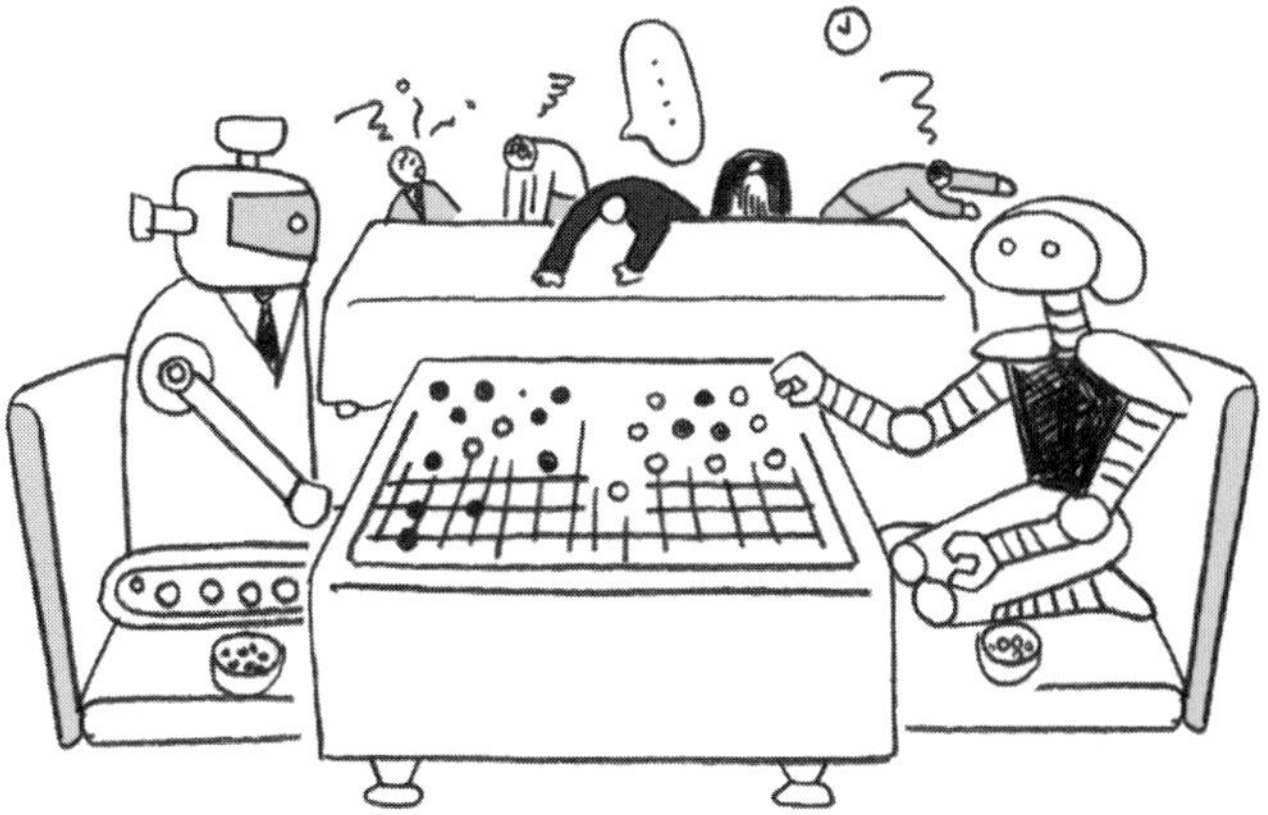

ここまで読んで、もはや人類はこういった対戦型ゲームで人工知能には二度と勝てないのだと暗い気持ちになった人も多いのではないでしょうか？　ここで一つ、希望の持てる話をさせてください。AlphaGoが柯潔九段に完勝した裏で、ペア対局という新たな試みが行われていました。これは、「AlphaGoと人間がペアを組んで囲碁を行う」というものです。このペア対局を行ったある棋士はその感想を聞かれて、「とにかく楽しい。試合中、本当に最高の気分だった」と答えています。

また、将棋の藤井聡太四冠（2021年11月現在）は人工知能について、「人工知能ソフトを使っていると、自分が気づかなかった手や判断を示されることもあります。自分にとって人工知能は、将棋の新しい可能性を拡げてくれるものなのかなと思っています」と述べています。

囲碁におけるペア対局や藤井聡太四冠の言葉は、人類が目指すべき方向を示唆しています。人工知能は人類にとって戦うべき敵ではなく、むしろ人類の可能性を拡げてくれる良き相棒なのではないでしょうか？　また、少なくとも現時点では、人間にできて人工知能にできないことがまだまだあります。**人類と人工知能とが互いの強みを活かして手を取り合うことで、どちらか一方ではたどり着けないところまで行くことができる。それこそが人類が目指すべき未来だというのが、私たちの考えです。**

融合が進む「脳と人工知能」研究

本章で見てきたように、近年の人工知能の進歩の背景にあるディープラーニングは、脳をモデルとしたニューラルネットワークという構造が土台となっています。これは、脳研究の知見が人工知能研究に貢献した良い例と言えるでしょう。逆に、脳活動を用いてロボットを動かすＢＭＩの研究では、人工知能がフル活用されています。

このように、脳と人工知能の研究は相乗効果を及ぼしながら発展してきました。

一方で、両者の結びつきが弱くなっているという主張を耳にすることもあります。たとえば、近年発表される人工知能はもはや脳とは似ても似つかない構造になっていますし、画像認識の分野では、脳に似ていないモデルの方が性能が良いことが示唆される研究もあります。

脳と人工知能の研究はこの先、別々の道をたどってしまうのでしょうか？

そうではない、というのが本書の主張です。囲碁の人工知能AlphaGoをつくったデミス・ハサビスは「**真の人工知能をつくるためには、脳と人工知能の研究者がこれまで以上に交流することが不可欠だ**」と言っていますし、実際にここ数年で、脳と人工知能を組み合わせることにより、これまでは想像もできなかったような驚くべき研究が続々と報告されています。

続く第2章ではそのような最先端の研究を紹介し、脳と人工知能の組み合わせにより科学はどこまで進歩したのかを見ていきたいと思います。

第2章

脳とAI融合の「現在」

みなさんは何をしているときが幸せですか？　おいしいものを食べているとき、スポーツをしているとき、好きな人と一緒にいるとき……。人によって、様々な答えがあるでしょう。

筆者（紺野）は、天気の良い朝に公園に出かけ、太陽の光を浴びながら青空の下でパンとコーヒーを口にする瞬間が大好きです。

私たちが幸せや快感を感じているとき、脳内ではどのようなことが起きているのでしょうか？　現代の神経科学ですべてを解明できているわけではありませんが、ある程度のところまでは分かってきています。

脳内には報酬系という快感を司る領域が存在していて、おいしいものを食べているときや好きな人と一緒にいるときにこの報酬系が強く活動することが知られています。このことから、報酬系の一部は快感中枢と呼ばれることもあります。このように、報酬系がはたらくことと私たちが快感を感じることには深い関係があるのです。

筆者（紺野）の報酬系が強く活動する瞬間は、他にも二つあります。それは、「新たな科学的発見を知ったとき」と「それを他人に伝えるとき」です。新たな科学的発見を知ると、「こんなに面白い研究があるんだよ！」とつい周りの人に伝えたくなってしまうのです。そんな筆者（紺野）にとって、ここ数年の脳と人工知能の研究分野は宝の山です。脳研究者と人工知能研究者がお互いの分野の研究成果を積極的に取り入れることによって、少し前まで想像もできなかったような研究が毎日のように生まれています。

この第2章では、脳と人工知能の分野における最先端の研究をいくつも紹介しながら、脳と人工知能研究との結びつきがどんどん強くなっていることを見ていきます。

本章の最後では、イーロン・マスクという稀代の起業家が立ち上げたNeuralinkという会社が、脳と人工知能の研究を組み合わせていったい何をしようと考えているのかを紹介します。Neuralinkの取り組みを通じて、脳と人工知能の未来を覗き見ることができます。その壮大な野望にきっと多くの人が驚くことでしょう。

前置きが長くなってしまいました。ではそろそろ、脳と人工知能研究の最先端を見ていきましょう！

脳と人工知能の研究が融合した最新成果

思い浮かべたことを翻訳してくれる人工知能

まず紹介するのは、「**脳活動を人工知能で読み取ることで、その人が考えていることを直接文章に翻訳できるようになった**」という研究です（図2-1）。まさにテレパシーのような、SF小説の中でしか聞いたことがないような研究です。いったいどうやってそんなことができるようになったのでしょうか？

アメリカのカリフォルニア大学サンフランシスコ校のエドワード・チャン先生らのグループにより行われたこの研究ではまず、**皮質脳波計**というシート状の電極をてんかんという病気の患者の脳に手術で埋め込みました。てんかんとは、神経細胞が過剰に興奮してしまうこと

図2－1　脳活動を読み取って文章にしてくれるAI

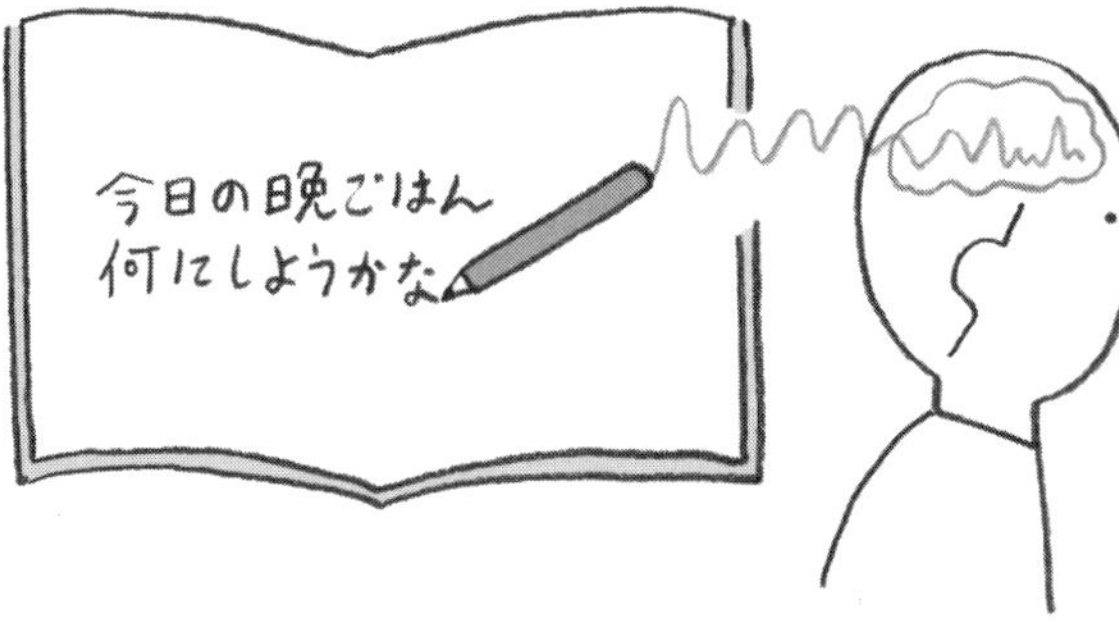

で、一過性に意識を失ったりけいれんを起こしたりする病気です。次に、脳波計を埋め込まれた患者に50個ほどの短い文を音読してもらい、その間の脳波を記録しました。用意された文をいくつか紹介すると、〝Those musicians harmonize marvelously.〟（「その音楽家たちは素晴らしいハーモニーを奏でます」）や〝There is a partially eaten cake on the large table.〟（「大きなテーブルの上に食べかけのケーキがあります」）といったごく普通の文章です。

患者に短文を音読させ、その間の脳活動を記録するという一連の流れを繰り返すことで、人工知能は「こういうことを話しているときには、脳はこういった活動をする」という関係性を学習していきます。人工知能がこの対応づけをきちんと学習することができれば、その人工知能を逆方向に用いることで、その人の脳活動から文章を予測することができるようになります。ここまででこの人工知能は、脳活動だけからその人が実際に声を出して話している内容を予測できるようになりました。

そしてこの研究がさらにすごいのは、「文章を音読せずに頭の中で思い浮かべるだけで、その文章を予測できるようになった」という点です。これが可能になったのは、「文章を声に出して音読しているとき」と「文章を声には出さずに思い浮かべているとき」の脳の活動が似ているからです。

最終的にこの研究では、「頭の中で考えていることを文章に翻訳する精度」が最大で97％に到達したと主張しています！　ものすごいイノベーションと言えるでしょう。

ただし、この研究にもまだまだ多くの改善点があります。

第一に、一部の文章に対してはうまく翻訳ができなかったと報告されています。たとえば、「その音楽家たちは素晴らしいハーモニーを奏でます」という文章を「そのほうれん草は有名な歌手です」と翻訳してしまったそうです。「ほうれん草は歌手にはならない」という事実は人間にとっては当たり前のことですが、人工知能にそのような「一般常識」を学習させることは実は非常に困難です。どのようにして人工知能に人間が持つ一般常識を学ばせるのかは、今後の人工知能研究における大きな課題の一つです。

また、この研究はあくまでも、てんかんの治療目的で脳波計を埋め込んだ人が対象でした。97％の精度で考えていることを文章に翻訳できるようになったことは素晴らしい成果ですが、健康な人の頭蓋骨に穴を開けて脳波計を埋め込むような時代は、安全面や倫理面の問題から当分来ないでしょう。

ちなみに、頭蓋骨に穴を開けて脳波計を埋め込まなくても、脳波は頭皮の上から測ることもできます。これを**頭皮上脳波**と呼びますが、頭蓋骨という障害物の影響で一気に脳波の質が落ちてしまいます。そのため、頭皮上脳波を用いてこの研究のような成果を出すことは極めて困難でしょう。

この研究で行われた、頭蓋骨に穴を開けて脳波計を埋め込むような物理的に身体を傷つけるやり方は**侵襲的手法**と呼ばれます。一方、頭皮上脳波のように、物理的に身体を傷つけないやり方を**非侵襲的手法**と呼びます（図2－2）。

侵襲的手法は記録できる脳波の質が良いことが何よりのメリットですが、頭蓋骨を開けるなど、身体を物理的に傷つけるという大きなデメリットがあります。一方で、非侵襲的手法は身体を傷つけずに済むというメリットがありますが、記録できる脳波の質が低い点が大き

図２－２　脳波を読み取るための２つの手法

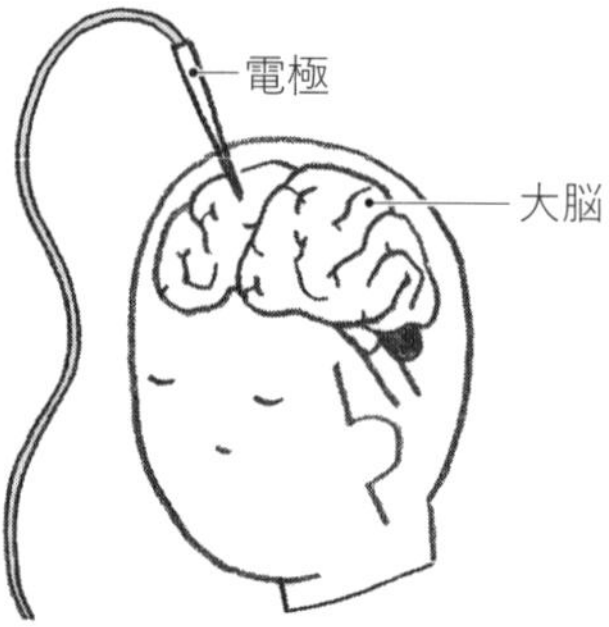

〈侵襲的手法〉

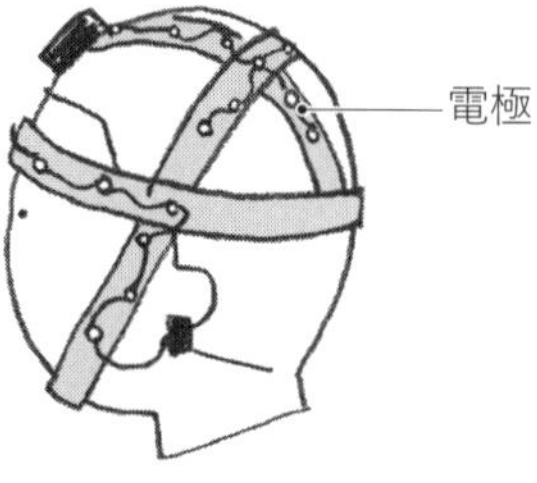

〈非侵襲的手法〉

侵襲的手法は、頭蓋骨を開けるなど物理的に身体を傷つける方法。
非侵襲的手法は身体は傷つけないという利点があるが、
記録できる脳波の質は落ちる

なデメリットです。

このように、侵襲的手法と非侵襲的手法は一長一短であり、これらの利点や欠点をよく理解したうえでどちらの手法を用いるかが重要になります。とは言え少なくとも2021年時点では、健康な人に対して侵襲的手法を用いることは倫理的に許されていません。

この状況が、将来的に変わることがありうるのでしょうか？　正直なところ、現時点ではそのような未来は想像しづらいというのが本音です。一方で、この章の最後に紹介しますが、世界的に有名な起業家であるイーロン・マスクは「**将来的には誰もが脳に電極を埋め込む時代がきっと来るだろう**」と主張し、自らNeuralinkという脳研究の会社を設立しています。物理的に身体を傷つける侵襲的手法は、一歩間違えれば大惨事にもつながりかねません。この先、侵襲的手法に対して社会としてどのように対応をしていくのか、研究者だけでなく私たち全員がしっかりと考えていく必要があります。

侵襲的手法の是非はともかく、この研究で達成された「考えていることを文章に翻訳できる」という事実にはとても夢があります。この研究を活かせば、脳や目は動かせるけど、鼻から下はまったく動かすことができないような筋萎縮性側索硬化症（ＡＬＳ）や閉じ込め症候群という病気の患者さんであっても、念じるだけで会話ができるようになるでしょう。

さらにその先には、今私たちがやっているように文字をキーボードで打ち込む必要すらなくなり、念じるだけでGoogle検索やTwitterの投稿ができるようになるかもしれません。怖いのは、「この人かっこいいな」などのようにふと頭に浮かんだことを、人工知能が空気を読まずに翻訳してしまうことなどでしょうか。

他人が見ている夢を読み取る人工知能

ところでみなさん、昨晩はどんな夢を見ましたか？　楽しい夢を見た人、怖い夢を見た人、夢を見なかった人、夢を見たことは覚えているけれど内容がどうしても思い出せない人……いろんな人がいるでしょう。

もしも、あなたがどんな夢を見ているのかが、脳の活動を見れば分かると言われたら信じますか？

実はそんな研究がすでに実現しているのです。いったいどんな研究なのでしょうか？

この研究は、京都大学の神谷之康先生らのチームによって行われました。まず、眠っている人の脳活動を二種類の方法で記録しました。一つは先ほども出てきた頭皮上脳波で、もう一つは**ｆＭＲＩ（ファンクショナル・エムアールアイ、機能的磁気共鳴画像法）**と呼ばれる手法です。脳波が脳の活動によって生じる電気的な信号を捉える手法であるのに対して、fMRIでは脳の血流量がどれだけ変化したかによって、脳活動の程度を判定することができます。

被験者が眠ったかどうかは、脳波で判定することができます。人はウトウトしてくるとシータ波という4～7Hzくらいの波が現れて、眠りに落ちるとデルタ波という1～3Hzのゆっくりとした波が生じることが知られています（図2-3）。ですから、脳波の周波数を見ていれば、その人が眠りに落ちたかどうかが判別できるというわけです。

この研究では、被験者は眠りに落ちた瞬間に起こされて、「どんな夢を見ていたのか」と聞かれます。質問に答えたら再び寝ることを許され、また眠りに落ちた瞬間に再び起こされて夢の内容を聞かれる。これを200回繰り返したそうです。

この実験において、脳波は「眠りに落ちたかどうか」を判定するためだけに利用され、脳の活動はfMRIで記録されたデータを使っています。そして、先ほどの「考えていることを文章に翻訳する人工知能」のときと同じように、「こういう夢を見ているときにはこういう脳活動をしている」という関係をひたすら蓄積することで、人工知能は脳活動と夢との関係性を学習していきます。

図２－３　人の脳波のパターン

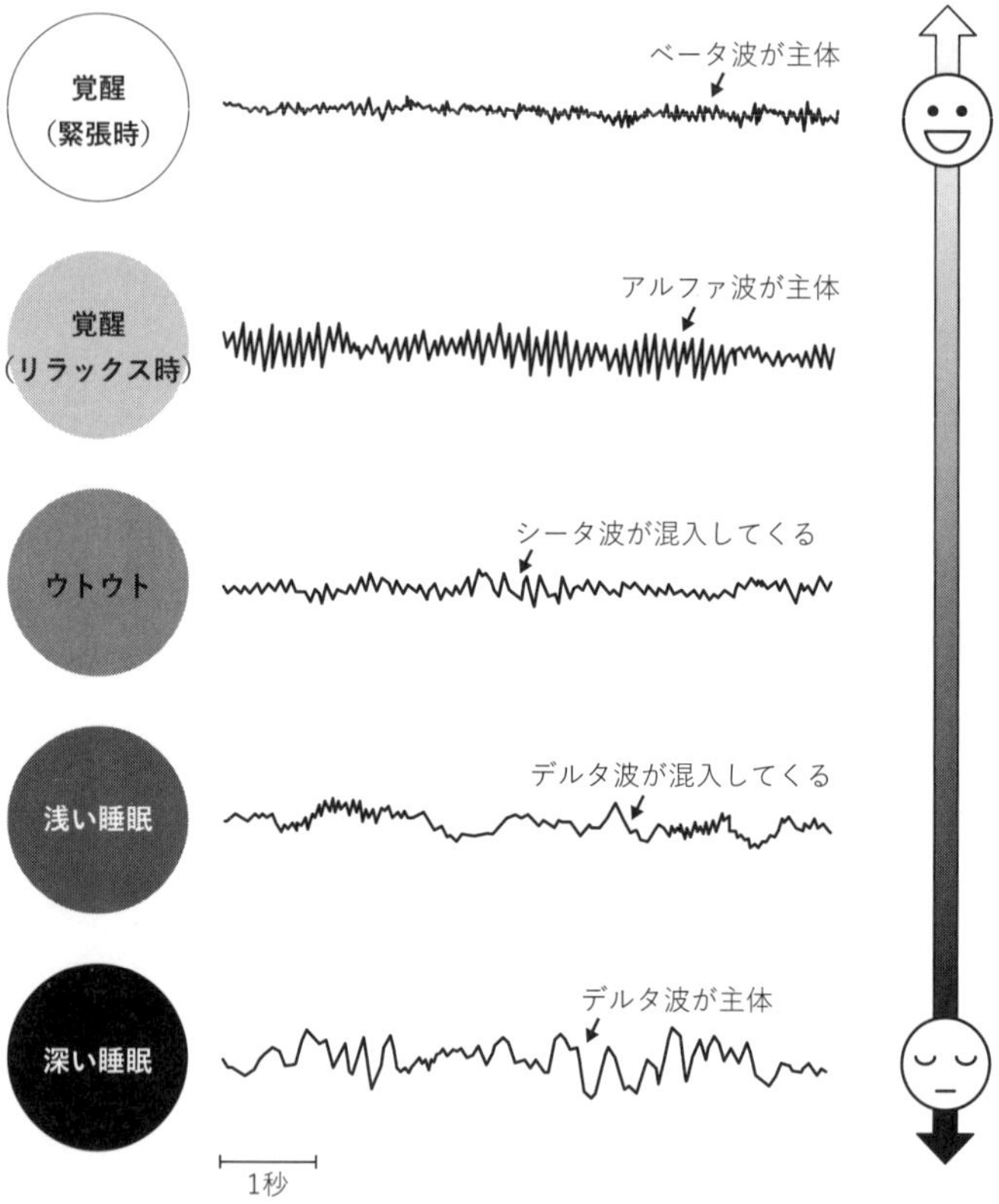

覚醒しているときと眠っているときで、脳波の周波数が異なる

人工知能が一度この対応づけを学習してしまえば、今度は逆に「脳がこういう活動をしているということは、この人はこういう夢を見ているはずだ」ということが予測できるというわけです。この研究で達成されたのは、「今この人は食べ物の夢を見ている」というように、どんな夢を見ているのかを「言葉で」言い当てるということでした。

この研究を行った神谷先生らのチームは、最近は「頭の中にあるイメージをそのまま画像にする人工知能」を開発中です。この研究がうまくいけば、頭の中にあるイメージを言語化することなく他人に伝えることができるようになります。

これがどのように役立つかを考えてみましょう。たとえば、「誰かの顔は思い出せるのに、名前を思い出せない」というもどかしい状況を経験したことがある人も多いと思います。そんなときに、「こういう顔なんだけど、誰だっけ？」という情報を脳活動からそのまま画像として他人に伝えることができるようになるかもしれません。

私たちは普段、言葉を介して他者とコミュニケーションすることが圧倒的に多いと思います。この研究が進めば、人類のコミュニケーションに革命的な影響を与える可能性が十分にあるでしょう。２０２１年時点では、頭の中でイメージした簡単な図形を画像化できるくらいの段階のようですが、この先どこまで研究が進歩するのか要注目です。

一方で、考えていることや夢の内容を脳の活動から「翻訳」できるようになることは、極めてセンシティブな情報を他人に読み取られてしまう危険性も秘めています。テクノロジーの進歩による利便性は、プライバシーと表裏一体でもあります。特に頭の中というのは、究極のプライベート空間と言えるでしょう。脳に秘められた情報をどう活用していくのかについて、研究者だけでなく私たち全員がじっくり考える必要があります。

人工眼球の誕生

次に紹介するのは、**目が見えなくなってしまった人の視力を取り戻す研究**です。

世の中には生まれつきの病気のように先天的な理由で目が見えない人と、交通事故などの理由で後天的に視力を失ってしまった人がいます。これらの人々の視力を取り戻すため、2020年にジーヨン・ファン先生らが率いる香港とアメリカの研究グループにより「**人工眼球**」が作られました。この研究では、後天的に目が見えなくなった人の視力を取り戻すことを目標としており、作られた人工眼球にEC-EYE（ElectroChemical EYE）という名前をつけました（EC-EYEを直訳すると、「電気化学的な眼球」という意味です）。

さて、この人工眼球は、いったいどのようにして目が見えなくなった人の視力を取り戻す

図2－4　人間の眼球の構造

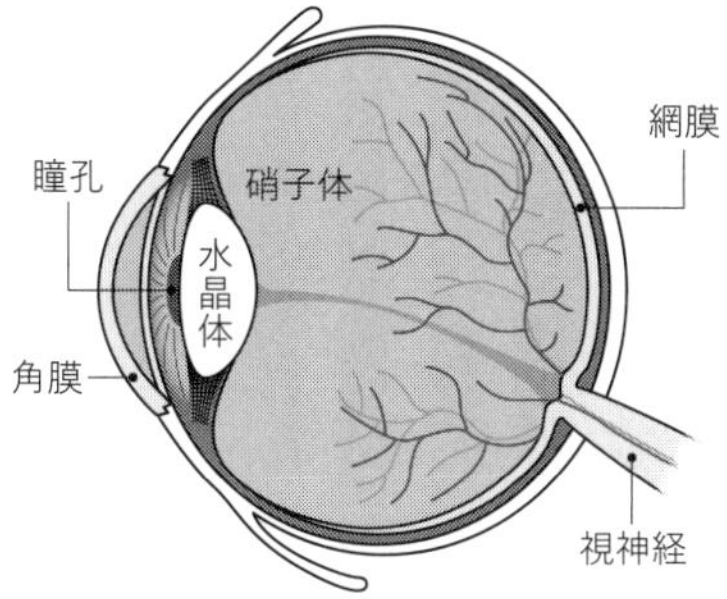

外界からの光は、角膜や水晶体、硝子体を通り抜けて網膜にたどり着く。
その情報は、視神経を通じて、脳へと送られる

ことができるのでしょうか？

人間の眼球は、とても繊細な構造をしています（図2－4）。外界から入ってきた光は、角膜や水晶体、硝子体《しょうしたい》といった組織を通り抜けて網膜にたどり着きます。網膜には、明るさを感じる桿体《かんたい》細胞と色を感じる錐体《すいたい》細胞という二種類の細胞が存在していて、これらの細胞から視神経を通じて脳へと情報が送られることで、私たちは外界の色や明るさを正しく認識することができるのです。この眼球の仕組みは、5億年以上前に生物が初めて目を手に入れてから脈々と受け継がれてきたものであり、これを人工的に作るのは現代の技術をもってしても非常に困難でした。

この研究がすごいのは、複雑な生物の眼

図2－5　人工眼球のしくみ

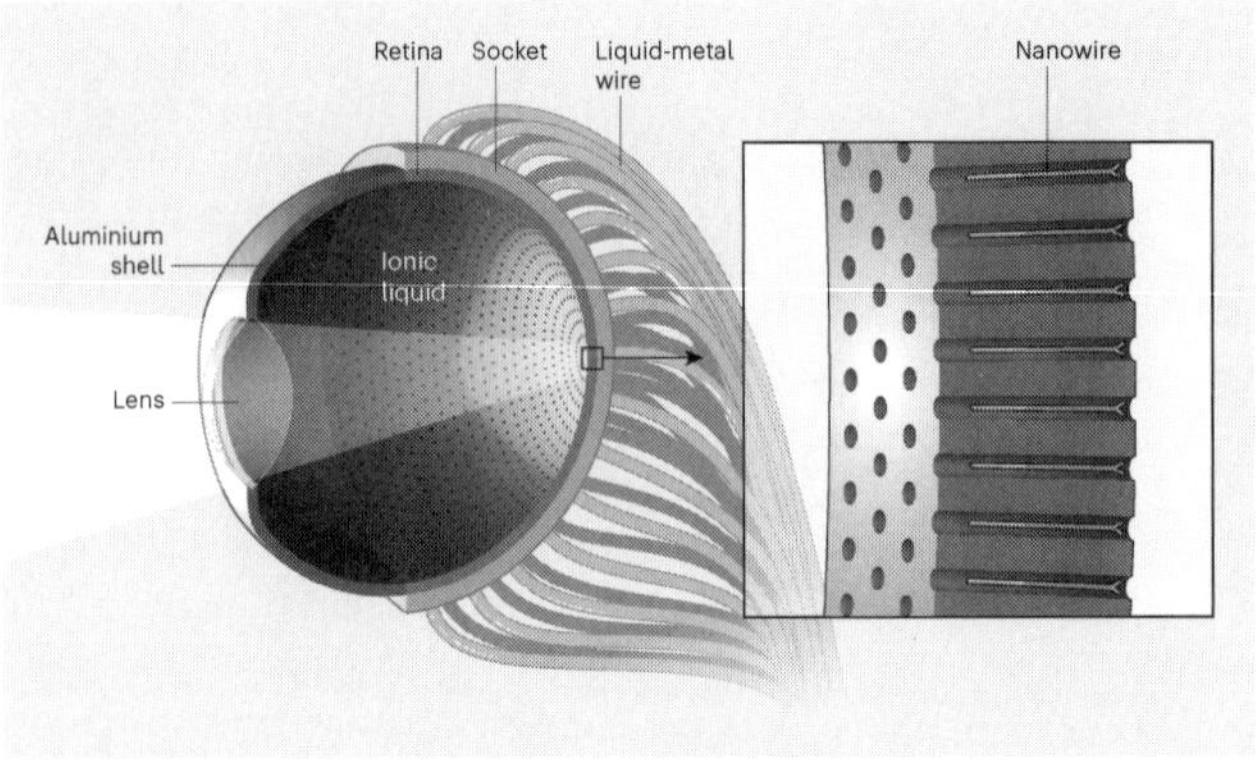

開発された人工眼球。
角膜や水晶体、硝子体、網膜、視神経の機能と構造が機械で再現されている
*Hongrui Jiang, *Nature*（2020）より

球をなるべく忠実に再現したことです。

ファン先生らはまず、水晶体の役割を果たすレンズや硝子体の役割を果たすイオン液を用意し、さらには網膜の役割を果たすナノサイズのセンサーまで開発したのです。これにより、あたかも生物と同じようにはたらく人工眼球を作ることができました（図2－5）。

さらに、この人工眼球は生物の目に似ているだけではなく、性能面で優れている点も多々あります。たとえば光への反応性が挙げられます。人間の眼球は外界から入ってきた光に反応するのに40～150ミリ秒かかりますが、人工眼球は30～40ミリ秒と数分の一の時間で反応することができます。

加えて、人間の網膜には光や色を検出する細胞が合計で約1億個存在していますが、人工眼球には、これらの役割を果たすナノセンサーが約4億6000万個も搭載されています。このため、人工眼球を用いることで、人間の眼球よりもずっと鮮明に世界を見ることができるようになるでしょう。アフリカに住むマサイ族は視力が4・0あるとも言われますが、人工眼球を使うことで私たちの視力が4・0やそれ以上になったとしたら、世界は今とはまったく違って見えるに違いありません。生きているうちに、一度はそんな視力を経験してみたいものです。

ですが、人工眼球さえあれば、目が見えなくなった人が再び外界を見られるようになるでしょうか？　答えはNOです。たとえ人工眼球ができたとしても、眼球からの情報を視神経を通じて脳へと正しく送ることができなければ、私たちは外界を認識することはできません。

この研究のすごいところは、人工的な視神経の開発にも取り組んでいるところです。図2-6にある一本一本のケーブルが、人工視神経です。このように、ファン先生らのチームは人工眼球にとどまらず、人工視神経までも作ろうとしています。ですが、人工視神経を作るにあたっては克服しなければならない大きな課題があります。それは、人工眼球に搭載されている約4億6000万個ものナノセンサー一つ一つに対して人工視神経を用意する必要があることです。

この研究が発表された時点では、一本一本の人工視神経の太さは直径1ミリメートルでした。これでも十分細いと思うかもしれませんが、4億6000万本の人工視神経を一列に並べたら460キロメートルになってしまいます。これは、東京から京都までの距離に匹敵します。これからのブレークスルーに期待したいところです。逆に言えば、私たちの目や視神経が、どれだけ巧妙に作られているかということに驚くべきなのかもしれません。

このように、人工眼球を実用化するためには人工視神経を限りなく細くしなければならず、実現まではまだまだ時間がかかりそうです。とは言え、失った視力を取り戻しうる人工

図2－6　人工視神経

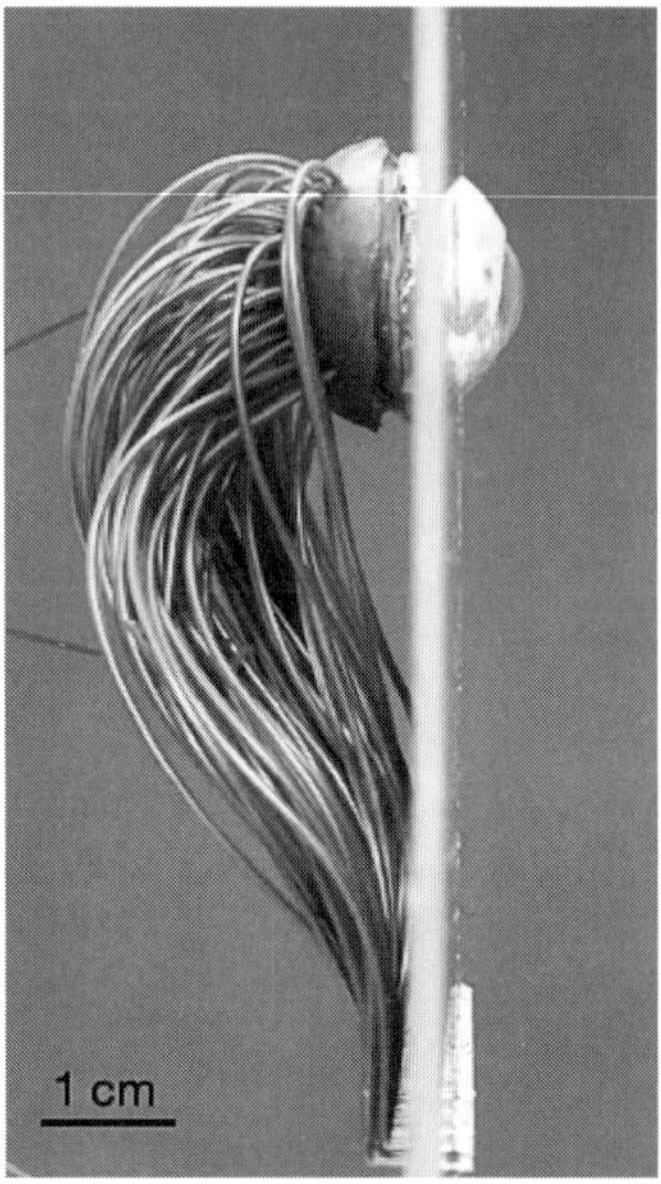

束になっている細いケーブルの
一本一本が、直径1ミリメートルの
人工視神経
*Leilei Gu, et al., *Nature*（2020）より

眼球が、とても夢のあるデバイスであることは間違いありません。視力を失い苦しんでいる人が、一日でも早くこのデバイスを使えるようになることを祈るばかりです。

目を介さずに世界を「見る」

ここで、「見る」ということについて改めて考えてみましょう。「見る」という言葉を使うとき、私たちは当然のように「目で」見るということを前提にしています。たしかに広辞苑で「見る」を調べると、「目によって認識する」と書かれてあります。

ですが、「見る」ことは目を介さなければできないのでしょうか？

実は脳研究ではすでに、視覚を司る視覚野という脳領域を電気で刺激することで、目を介さずとも光が「見える」ことが知られています。この現象は眼閃《がんせん》と呼ばれており、「目を閉じた状態で光が見える現象」を表します（図2－7）。

目を閉じているのに光が見えるなんて、不思議だと感じた人もいるかもしれません。ですがそもそも、目に入ってきた光は、まず網膜で電気信号へと変換され、次にその情報が視覚野へと伝達されることで私たちには「見えた」という感覚が生じます。

このことを考えると、目から脳へ情報が伝わるときとまったく同じパターンで視覚野を刺

図2－7　眼閃のイメージ

激することができれば、原理的には目を介さずとも外界を「見る」ことができるようになるはずです。脳を直接的に刺激することで、目を介さずとも外界を「見る」ことができるようになると、いったいどんなメリットがあるのでしょうか？

　真っ先に考えられるのは、交通事故や病気などで失明してしまった人の視力を再び取り戻すことです。日本には現在20万人もの失明患者がいると言われており、全世界ではなんと4000万人もの人々が失明で苦しんでいます。彼らが再び世界を見ることができるようになるとしたら、その意義は非常に大きいと言えるでしょう。

　このようなモチベーションで、これまで様々な研究が行われてきました。このような研究領域は「人工視覚」と呼ばれます。人工視覚研究の歴史は古く、1950年代から行われています。なかでも衝撃的なのは、2000年にアメリカ人研究者のウィリアム・ドーベル先生らによって行われた研究でした。彼らは「**失明した人の脳に電極を埋め込み、外界の情報を直接脳に送る**」という試みをしたのです。以下で、さらに詳しく見ていきます。

図2－8　視覚野に電極を埋め込み、視力を取り戻す

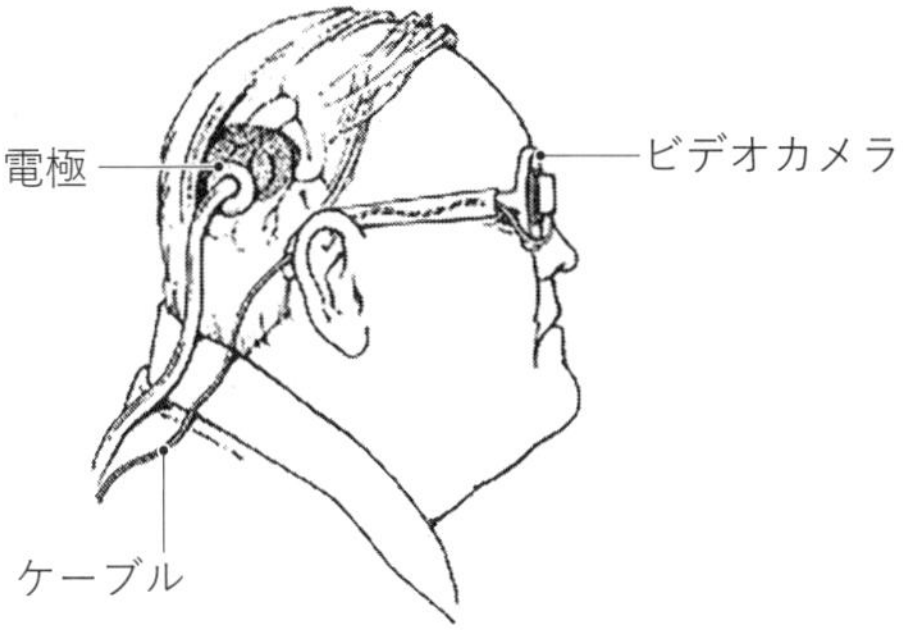

ドーベルらが研究に用いたデバイスのイメージ図。
頭蓋骨に穴を開け、脳の視覚野に68本の電極が埋め込まれている
*Andy Clark『Natural-Born Cyborgs』(Oxford University Press) より一部改変

この研究では、失明して25年以上経過した男性の頭蓋骨に穴を開け、視覚野に68本の電極を埋め込みました(図2－8)。そして、ビデオカメラで撮影した外界の映像をドット情報に変換し、そのドットパターンで脳の視覚野を電気的に刺激することで外界を「見る」ことに挑戦しました。

先ほど「目を閉じた状態で光が見える」現象である眼閃を紹介しましたが、この研究では1本の電極につき1個の眼閃が生じます。すなわち、68本の電極により68個の眼閃が光の点として「見える」ようになるので、これらをドットのように利用すれば外界を「見る」ことができるようになるというわけです(図2－9)。

この装置で見える世界は68ドットの解像

図2－9　ドットで外界を見るイメージ

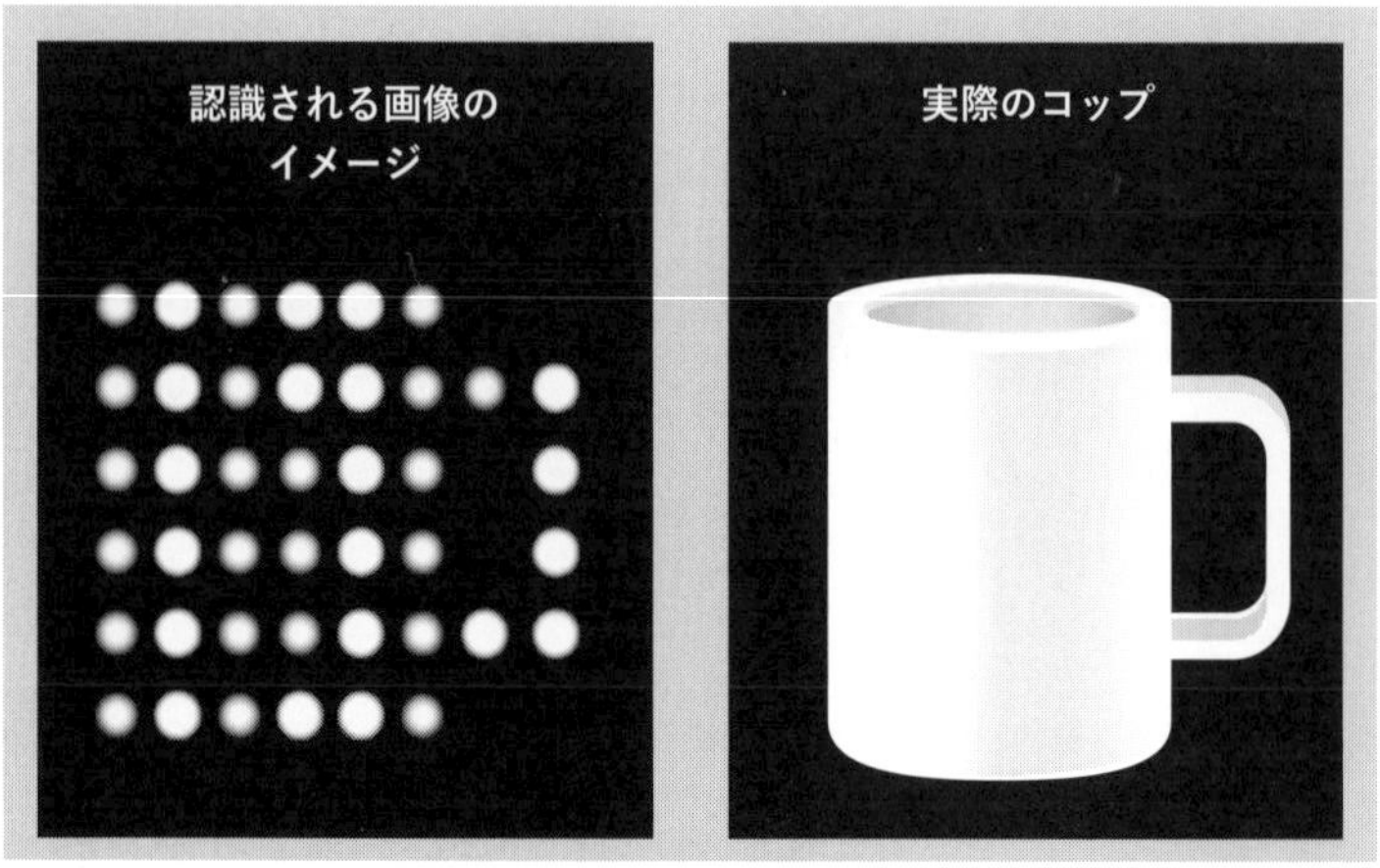

脳に埋め込まれた電極が生み出す眼閃によって、物体は光の点として認識できる

度しかないため、視力が正常な人が見る色彩豊かな世界とは似ても似つかないでしょう。それでも、この装置をつけた人は1・5メートル離れた距離で5センチメートルの大きさの文字を読むことができたと報告されており、素晴らしい研究成果であることは間違いありません。

ドーベル先生はこの技術を普及させるためポルトガルに研究所を設立し、8人がこのデバイスを埋め込む手術を受け、そのうちの一人は最終的に車の運転ができるまでに視力を取り戻しました。

一方で、このデバイスの副作用として、けいれん症状や感染症などの問題も明らかとなりました。結果的に、2004年にドーベル先生が亡くなると、その後研究や手

図2－10　人工網膜システム「Argus Ⅱ」のイメージ

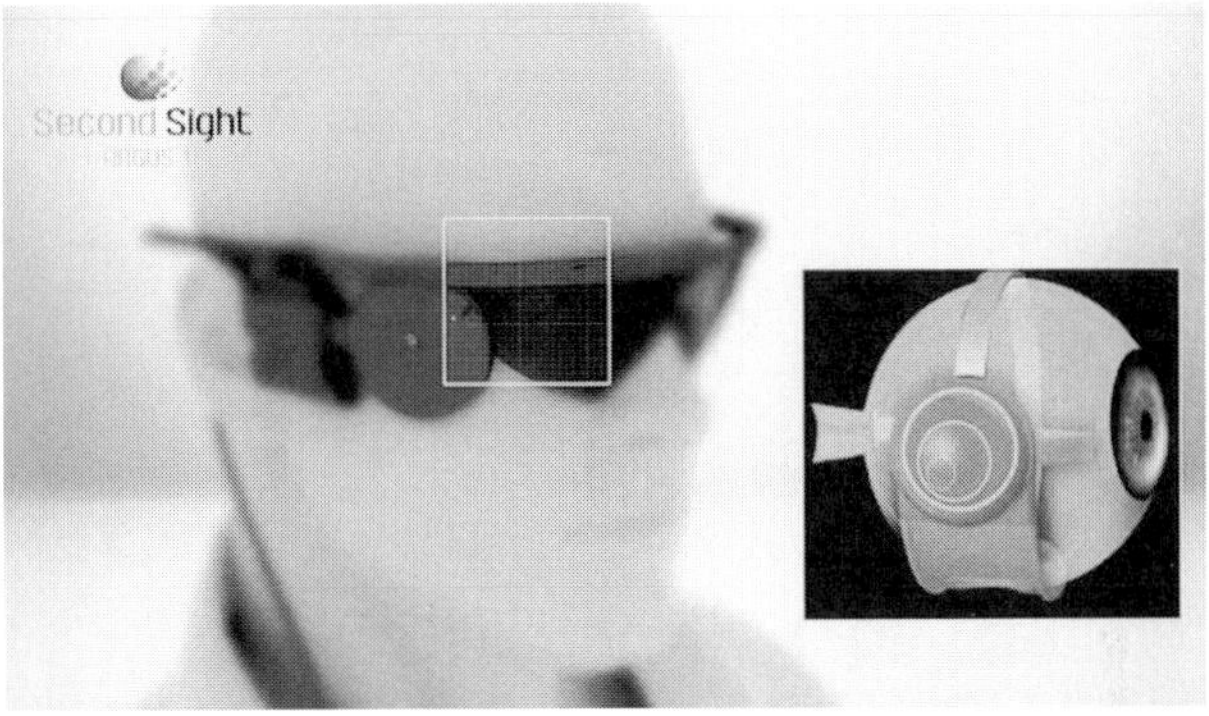

外界の映像をビデオカメラで記録し、
眼球に埋め込んだ人工網膜（図右）に送信する
*〈Second Sight Argus II Retinal Prosthesis System - by SecondSightEurope〉
https://www.youtube.com/watch?v=Bi_HpbFKnSwより

術のノウハウは受け継がれることなく、ドーベル研究所もほどなくして閉鎖されてしまいました。

　このように、ドーベル先生らの研究には改善点や副作用の問題があったものの、一連の研究は人工視覚分野の発展に大きく貢献しました。

　人工視覚の研究者はドーベル先生らだけではありません。2006年にはロンドン大学のリンドン・クルーズ先生らがArgus Ⅱ（アーガス・ツー）という人工網膜システムを用いた臨床試験を開始しました。ドーベル先生らの研究が視覚野を直接電気で刺激したのに対し、Argus Ⅱでは人工的な網膜デバイスを開発し眼球に埋め込みました（図2－10）。そして、外界の映像をビデオカメラで記録して人工網膜に送信することで、患者は視力を取り戻すことができるというわけです。

5年間の臨床試験の結果、Argus Ⅱによる視力上昇と安全性が確認され、2011年にEUで、ついで2013年にアメリカで視力低下患者に対するArgus Ⅱの埋め込みが許可されました。2020年時点でArgus Ⅱを利用している人は世界中に350人存在し、今後もその数は増えていくことが予想されています。

人工視覚により視力を取り戻すことが研究段階の夢物語ではなく、実際に医療の現場で用いられている事実に驚いた人も多いのではないでしょうか？

脳に文字を「描く」

このようにArgus Ⅱは素晴らしいテクノロジーですが、あくまでも人工網膜であるため、網膜から視覚野へと情報を伝達する視神経に障害がある場合には、視力を取り戻すことはできません。

その点、ドーベル先生らの研究は脳の視覚野を直接的に電気刺激するため、網膜や視神経に異常があっても外界を「見る」ことができるというメリットがあります。とは言え、前述の通りドーベル先生らのデバイスはあくまでも68ドットの解像度しかなかったように、脳への直接的な刺激によって、複雑な文字やイラストを認識させることは非常に困難であると長い間考えられていました。

そんな中、２０２０年にこの分野の研究者に衝撃を与える研究が現れました。それは、**視覚野をまるで線をなぞるように電気刺激することで、脳で文字を「読む」ことができた**という研究です。より詳しく見ていきましょう。

アメリカのベイラー医科大学のダニエル・ヨショール先生らのチームによるこの研究では、後天的に視力を失った2人の患者に手術を行い、頭蓋骨の下に脳波計を埋め込みました。埋め込まれた脳波計は皮質脳波計というシート状のものであり、１枚のシートに約20個の電極が敷き詰められています。

従来こういった研究では、複数の電極を同時に刺激することが主流でした。ところがヨショール先生らは20個の電極を一つずつ順番に、「脳に文字を描く」ように刺激したのです。その結果、患者は脳に描かれた文字を理解することができました（図２－11）。すなわち、アルファベットのZのように脳をなぞればZだと、WとなぞればWだと分かったというのです！

これはものすごいことです。なぜなら、この研究は**文字や風景などを、目を介さず脳を直**

図2－11　「脳に文字を描く」ことで認識できる

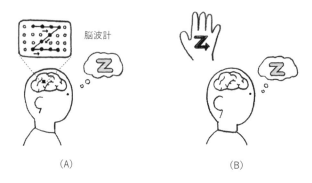

脳に埋め込まれたシート状の脳波計を文字を描くように刺激すると（A）、
手に文字を描いたとき（B）と同様になぞった通りの文字や形を認識できた
*Michael S. Beauchamp, et al., *Cell*（2020）より一部改変

接刺激するだけで認識できる可能性を示したからです。

もちろんこの研究にも限界はあります。この研究ではアルファベットの認識に成功しましたが、さらに複雑な風景や漢字などをこの手法で認識させることは、やはり難しいのではないかと考えられます。また、こういった研究全般に言えることですが、目を介さず脳だけで外界が見えるようになるというメリットだけで、健康な人々がわざわざ頭蓋骨を開けて電極を埋め込む手術を受けるかと言われると、そのような時代は当分来ないと思います。

とは言え近年、脳を刺激する方法も着実に進歩しています。この研究では電気を使って脳を直接刺激していましたが、最近で

図２－12　自宅にいながら、
リゾート地でくつろげる!?

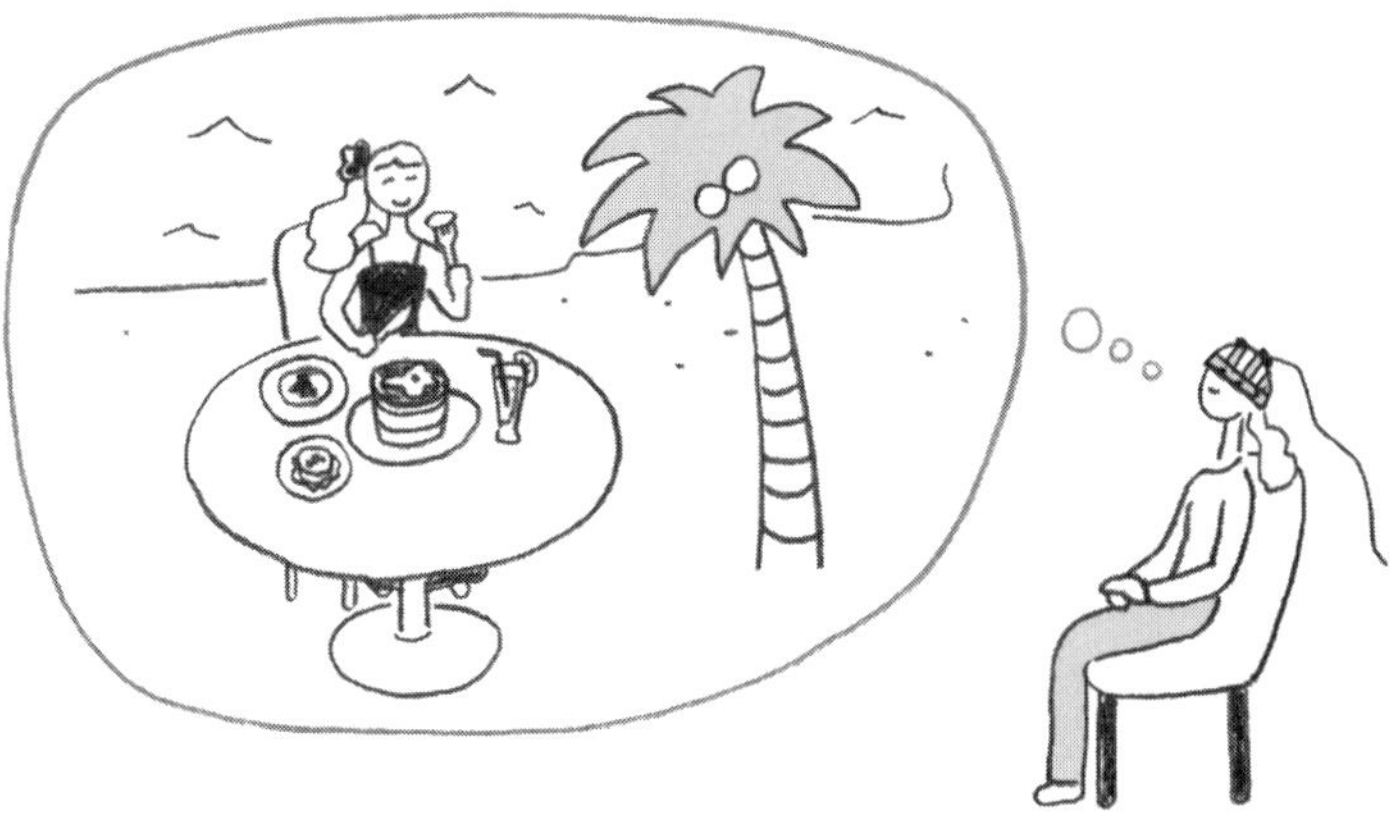

は超音波や磁力のように、頭蓋骨に穴を開けることなく脳を刺激する方法もどんどんと出てきています。こういった非侵襲的な脳の刺激手法がさらに進歩すれば、健康な人でも「目を介さず脳で見る」未来は意外と近いのかもしれません。

また、この研究の延長線上には、**「耳を介さず脳で聞く」「鼻を介さず脳で嗅ぐ」**、さらには**「口を介さず脳で味わう」**といった世界が待っているかもしれません。

そんなバカなと思うかもしれませんが、「耳を介さず脳で聞く」ということは、人工内耳ですでにある程度実現されていま す。人工内耳は、機械が記録した音をコンピューターが電気信号に変換し、その電気信号で内耳神経という脳神経を直接刺激しているのです。人工内耳は脳を直接刺激しているわけではありませんが、耳と脳とをつなぐ脳神経を直接刺激することに成功しており、改めて凄まじいテクノロジーです。

そう考えると、「耳を介さず脳で聞く」「鼻を介さず脳で嗅ぐ」「口を介さず脳で味わう」未来も少しは想像できるのではないでしょうか。

もしこれらが実現されたら、「家の中にいながらまるでハワイのリゾートホテルにいて、おいしいパンケーキを食べているように感じる」ことが可能になるかもしれません（図2－12）。

世界モデル

この話を聞いて、映画『マトリックス』を思い浮かべた人もいるかもしれません。『マトリックス』は1999年に公開されたアメリカの映画で、「主人公たちが生きている世界は、実はすべてコンピューターによるシミュレーションで、人間はカプセルの中で眠っているだけだった」という設定でした。先ほどお話しした「家の中にいながらまるでハワイのリゾートホテルにいて、おいしいパンケーキを食べているように感じる」というのは、まさにシミュレーションの世界を生きるようなものであり、ある意味では『マトリックス』の世界観にかなり近いと言えるのではないでしょうか。

さて、世界を高い精度でシミュレートできると、どんな嬉しいことがあるでしょうか？一つは、これまでも見てきた「バーチャル海外旅行」のような娯楽への応用です。この方向性は、ビジネスの分野で計り知れないインパクトを持つことと思います。

加えてもう一つ、シミュレーションには重要な使い道があります。それは、現実世界ではできないようなことをシミュレートしたり、まだ起こっていない未来について何が起こるかを予測できたりすることです。

例を考えてみましょう。最近は自動運転技術の進歩がよく取り上げられますが、シミュレーションを用いることで、現時点のテクノロジーで運転を完全に人工知能に任せたとしたら、年間でどのくらいの死傷者が出るのかを計算できるでしょう。他にも、外科手術で大きながんを切ったらどのくらい出血し、生存率がどの程度になるかをシミュレーション上で実験することもできるでしょう。

当然のことですが、これらのような人命に関わる実験を現実世界で行うことは決して許されません。ですが、シミュレーションを用いればこういったことを仮想の世界でいくらでも実験できるようになるのです。そう考えると、現実世界のシミュレーションが高精度にできるようになれば、サイエンスやテクノロジーの発展は一気に加速するでしょう。

ここまでの話を聞いて、「シミュレーションには色々なメリットがあることは分かったけれど、そんな精度の高いシミュレーションを作るのはまだまだ不可能だろう」と思った人もいるかもしれません。

そんな中、2018年にGoogleの研究者デイビッド・ハー先生が**「世界モデル（World Models）」**という研究を発表しました。これはその名の通り、自分がいる世界のモデルを学習できるような人工知能を作ろう、という非常に野心的な研究です。

ここで言う「世界」とは、たとえばゲーム環境が挙げられます。あるゲームで高得点を取るには、「このゲームで得点を取るための条件は何か」「どうすればゲームオーバーになるのか」「時間制限はあるか」などといった、そのゲームを司るルールを理解しなければなりません。この「ゲームを司るルール」は、言い換えれば「そのゲームの『世界』そのもの」と考えることもできます。ハー先生らが作り上げたのは、このような「あるゲームの『世界』」を自ら学習し、モデル化する人工知能です。いったいどうやってそのような人工知能を作り上げたのでしょうか？

この質問に答えるために、まずは世界のモデル化に必要な情報を考えてみましょう。

18世紀の哲学者カントは、世界の基本的な構造は「時間」と「空間」であると主張しました。そこでハー先生らは、「時間」を担当する人工知能と「空間」を担当する人工知能という二つの人工知能を組み合わせることで、世界（ここではゲーム環境）のモデル化に挑戦しています。

結果的に、ハー先生らが作り上げた人工知能は、ゲーム環境だけからそのルールを学習し、時間や空間といったゲーム環境のルールを学習できるようになりました。世界モデルの利点は、学習した世界のモデルを用いてシミュレーションを行えるようになることです。この研究では、学習した世界のモデルを用いて人工知能が繰り返しゲームのシミュレーションを行うことで、圧倒的な高得点を取ることができるようになりました。

もちろんこの研究における「世界」はあくまでもゲーム環境にすぎませんが、今後世界モデルの研究が進むことでシミュレートできる「世界」がどんどん広がっていけば、いつかは現実世界を高精度にシミュレートできるようになるかもしれません。

バーチャルネズミの誕生

シミュレーションは脳研究にも大きく貢献します。最近、AlphaGoを作ったDeepMindの研究チームが「**バーチャルなネズミをコンピューター上でシミュレートした**」という研究を発表しました。この研究はいったいどのような点が驚きなのでしょうか？

この研究でシミュレートした「バーチャルなネズミ」とは、現実世界におけるネズミの骨格や関節、筋肉のデータをもとにコンピューター上で再現したネズミのことです（図2-13）。研究チームがこのバーチャルネズミをコンピューター内の迷路に入れたところ、ぎこちない走り方ではあるものの、現実世界のネズミと同じように試行錯誤しながら最終的に迷路を解くことができるようになりました。

バーチャルネズミは、まだまだ現実のネズミのような滑らかな運動はできませんし、実際に生物のような脳を持っているわけでもありません。ですがこの先研究が進歩して、いずれ「バーチャルな脳を持ち、現実のネズミとまったく同じように行動するバーチャルネズミ」がコンピューター上でシミュレートできたとしたらどうなるでしょうか？

たとえばバーチャルネズミに迷路を解かせ、そのときの脳活動を調べることで、生きてい

図２－13　DeepMindのネズミ

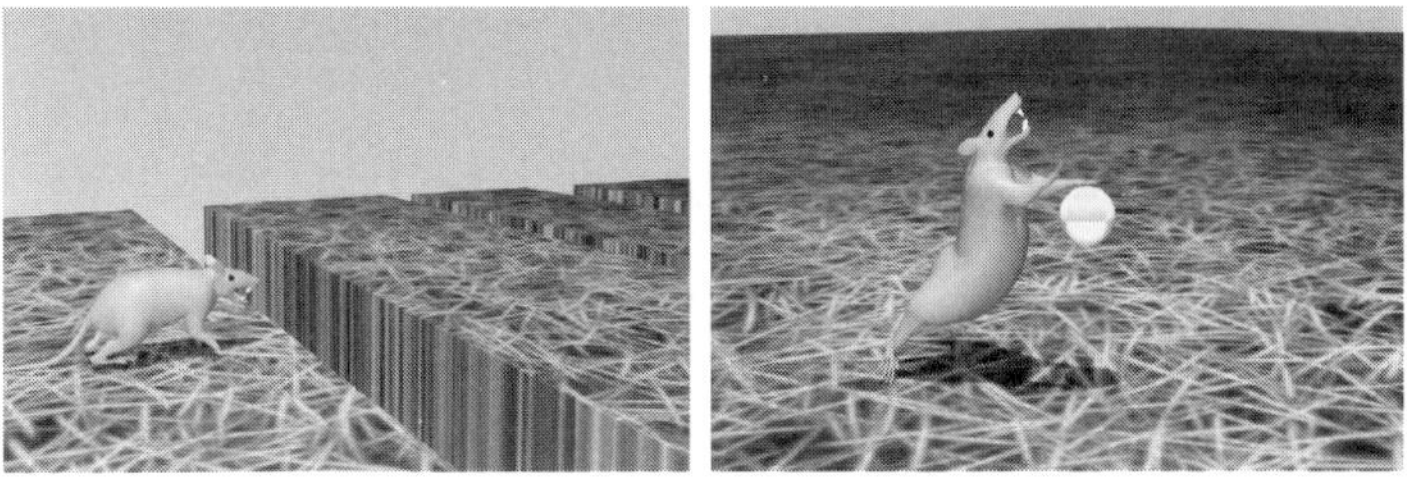

実際のネズミの骨格や関節、筋肉のデータをもとにコンピューター上で再現した
バーチャルなネズミ。コンピューター内の迷路に入れると、
試行錯誤しながらゴールまでたどり着いた
*Josh Merel, et al., arXiv：1911.09451（2019）より一部改変

るネズミを用いることなく脳研究ができるようになるかもしれません。すなわち、**現在ネズミを使って行われている脳研究の一部が、バーチャルネズミで代替できるようになるかもしれない**のです。

これは大きなブレークスルーになる可能性があります。なぜなら、AlphaGoで紹介したように、シミュレーションを利用した実験は現実世界の数十倍、数百倍の速度で行うことができるからです。現実のネズミを用いた脳研究の実験には、半年から数年かかるものも少なくありませんが、バーチャルネズミを利用すれば、わずか数日で終わるという時代が来るのかもしれません。

第1章で「Googleのネコ」を紹介しましたが、この研究がいずれ「DeepMindのネズミ」として語られる日が来るかもしれません。

バーチャルネズミを研究に使う利点として、生きているネズミの命を犠牲にせずに済むという点も見逃せません。

私たち研究者は、ネズミやハエ、サルなどを実験動物として日々使っています。科学の発展のためという大義名分を掲げたとしても、これが人間のエゴであることは否定できないでしょう。バーチャルネズミをコンピューター上に実現することができれば、研究に用いられる実験動物を減らすことができる点も強調しておきたいと思います。

バーチャルネズミが誕生すれば、その先には人間をシミュレートしたバーチャルヒューマンの作成が検討されるでしょう。バーチャルヒューマンは、バーチャルネズミよりもさらに利点が大きいと考えられます。なぜなら、バーチャルヒューマンを用いることで、外科手術リスクのシミュレーションや脳に電極を刺した場合の脳活動のシミュレーションができるようになるからです。もしこれができれば、医学や脳の研究は大きく進むことになるでしょう。

とは言え、シミュレーションだけで脳研究が完結するわけではない点には注意が必要です。バーチャルネズミやバーチャルヒューマンはあくまでもシミュレーションに過ぎないので、実際の生物の脳を使った研究がこの先も不可欠であることは間違いありません。生物を使った研究とシミュレーションを並行して進めることで、脳研究を加速させていくことが重要なのです。

近年の人工知能研究の爆発的な進歩は、大学などのアカデミックな機関だけでなくGoogleやFacebook（２０２１年10月にMeta社へと社名変更。本書ではFacebookの表記で統一）などの企業も研究に参加するようになったことが大きな理由の一つだと言われています。これらの企業が人工知能研究を行うことができたのは、人工知能の研究はコンピューターさえあればできる、というよりむしろ、どれだけハイスペックなコンピューターを用意できるかが鍵だったからだというのが一つの理由でしょう。

一方で脳研究は、ネズミやサル、ヒトなど実際の生物を使った研究が主流です。そう考えると、GoogleやFacebookなどの企業がネズミやサルを大量に飼育して研究を行うことは、倫理的にもコスト的にもかなり厳しいでしょう。ですが、シミュレーションを用いた脳研究であれば、コンピューターさえあれば行うことができます。

バーチャルネズミのようなシミュレーション研究が進歩することで、大企業がこれまで以上に脳研究にお金を投資し、脳研究がより一層加速される未来を期待しています。

「意識」についての最新理論

少し話は変わって、次は「**意識**」について考えてみたいと思います。古くから科学者たちは意識について思いを巡らせ、悩まされてきました。いったいなぜでしょうか?

そもそも科学(とりわけ、自然科学)とは、外界の対象物を「客観的に」観察し、分析することで世界を理解しようとする営みです。科学においては「客観的に」観察・分析することが重要なので、仮に「私は東よりも西の方が好きだから、私にとって太陽は西から昇る」などと主張しても、それは主観的な意見に過ぎないため科学として認められることはありません。しかしながら、「意識」はどうしようもなく主観的なものです。「私は今リンゴのことを考えている」と言われたら、周りの人がそれを否定することはできません。

意識を生み出しているのは脳であり、脳はタンパク質や糖質、脂質から構成された物理的な物質です。また、一つの神経細胞がどのように活動するかは、数式やシミュレーションで十分に再現することができます。このように、脳を構成している物理的な物質や最小単位の神経細胞についてはかなりのことが分かっているにもかかわらず、そのような物理的物質たる脳からいったいどうやって主観的な意識が現れるのかはさっぱり分からない。意識研究においては、このような難問が大きく立ちはだかっており、しばしば「意識のハードプロブレム」と表現されます。

このように、対象を客観的な手法で扱う科学にとって、意識は極めて相性が悪いと言っても過言ではなかったのです。

ここで、「過言ではなかった」と過去形で表現しました。なぜなら近年、意識のハードプロブレムを解決するかもしれないと期待される新たな理論がいくつか提唱されているからです。

代表的なものには、アメリカのウィスコンシン大学のジュリオ・トノーニ先生が提唱した**「統合情報理論（IIT、Integrated Information Theory）」**や、同じくアメリカのニューロサイエンス・インスティテュートのバーナード・バールス先生が提唱した「**グローバル・ニューロナル・ワークスペース理論（GNW、Global Neuronal Workspace Theory）**」などがありますが、ここでは前者の「統合情報理論」に着目したいと思います。これは、「**意識は主観的なものではあるが、客観的な指標で測定することで科学で扱えるようにしよう**」という思いで作られた理論です。

いったいどうすれば、意識を客観的な指標で測定できるようになるのでしょうか？

結論から言うと、この理論では最初に「対象物が『豊富な情報』を有しており、かつそれらが『統合』されているとき、その対象物は意識を持つ」と定義しています。これは実験結果から導かれたわけではなく、トノーニ先生が「そういうことにする」とエイヤッと決めたものです。

これを聞いて、「そんなことが許されるのか」と思った人もいるでしょう。いいのです。トノーニ先生が決めたものは「公理」と呼ばれ、「その他の定理を導くための前提として導入される仮定」です。みなさんが中学や高校で学んできた（学んでいる）数学にも公理はいくつもあって、たとえば、

・平行でない二つの異なる直線はただ一点で交わる（平行な二つの直線は交わらない）

というのは公理の一つです。

これは、何か他の定理から導かれるわけではなく、ユークリッドという人が「私が作る学問ではそういうことにする」と決めたものなのです。すなわち、この公理はあくまでもユークリッドが定めたものに過ぎず、これを前提としない非ユークリッド幾何学という学問も存在します。私たちが中学や高校で習った数学（の一部）は、「ユークリッドが考えた公理に

もとづく学問」だったのです。

このように公理とは、その学問を行うにあたり、誰かが「そういうものとする」と決めた取り決めです。

話を統合情報理論に戻しましょう。統合情報理論では「『豊富な情報』を有し、かつそれらが『統合』されているとき、その対象物は意識を持つ」ことをまず公理として定めました。

さて、このような公理から始まった統合情報理論が意識の理論として認められるためには、意識に関する様々な現象をきちんと説明できなければなりません。たとえば、「脳には意識が宿る」「肝臓には意識が宿らない」「デジタルカメラには意識が宿らない」などは多くの人が共感するでしょう。これらについて、統合情報理論は正しく答えることができるのでしょうか？　以下で見ていきましょう。

統合情報理論では、統合情報量Φ（ファイ）という値を計算し、Φの値が大きいものに意識が宿ると定義します。このΦという値は数学的に計算することができるため、主観的な要素が入り込む余地はなく、意識を客観的な科学の土壌で扱うことができるようになります。

ここでは詳細な説明は省きますが、Φは「豊富な情報が十分に統合されているとき」に大きくなるように定義されています。統合情報理論によると、肝臓やデジタルカメラは肝小葉やフォトダイオードという独立した構成要素が複数集まっているだけなので、情報を「統合」できずΦの値は小さくなり、意識を宿すことはないという結論が導かれます。一方で、脳はそれぞれの神経細胞が様々な神経細胞から独立することなく、縦横無尽に結合しています。この非対称で複雑な神経細胞のネットワークにより、脳は十分に豊富な情報を「統合」することができるようになります。その結果、Φの値も大きくなり、脳には意識が宿るという結論が導かれます（図2－14）。

さらに細かい話をすると、脳の中でも小脳は肝臓と同じように、独立した小さな構成要素が集まってできています。これは神経細胞が非対称で複雑なネットワークを構成する大脳とは大きく異なっています。

そのため、統合情報理論によれば、脳から小脳だけを取り除いても意識に影響は及ぼさないという予測が導かれます。本当にそうなのでしょうか？　世の中には、生まれつき小脳が存在しない小脳無形成症という病気が存在します。小脳無形成症の人は、手足の滑らかな運動ができなかったり、身体のバランスが取りづらくなったりするものの、それらを除けば普通に生活することができます。「小脳がなくても意識は保たれる」という統合情報理論の予測は正しそうです。

図２－14　統合情報理論のイメージ

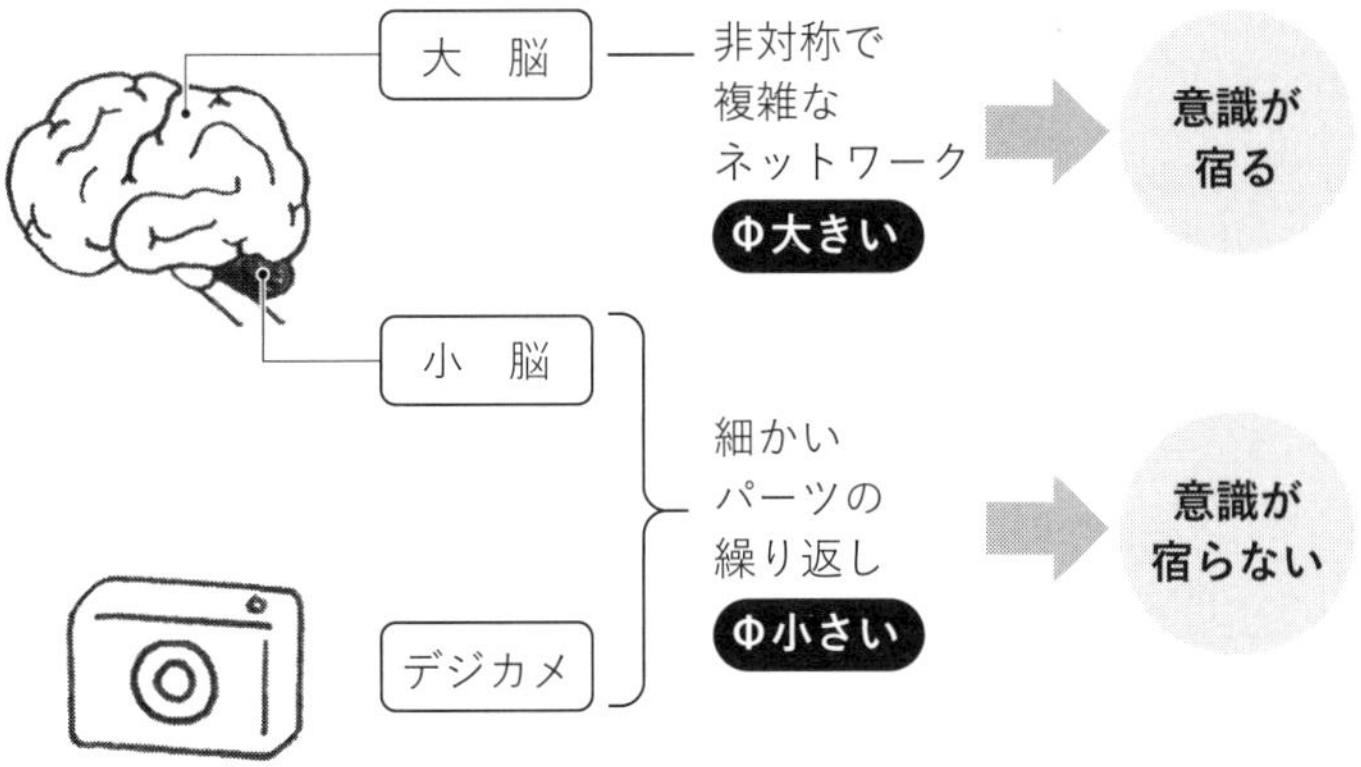

統合情報量Φは、豊富な情報が十分に統合されているときに大きくなる。
Φの値が大きい大脳では意識が宿るが、
Φの値が小さいデジカメや小脳には意識が宿らないとされる

また、統合情報理論では、眠っているときや麻酔をかけられているときにはΦの値が小さくなり、意識を失うこともきちんと説明できます。

このように、統合情報理論は意識に関する様々な現象をきちんと説明できることが示され、世界中で賛同者が徐々に増えつつあります。

さらにトノーニ先生は最近、実際の患者を対象にした研究を通じて統合情報理論の正しさを検証する試みに取り組んでいます。

トノーニ先生らの研究チームは、交通事故により脳に障害を受け植物状態となった患者を対象に、統合情報理論の検証を行いました。植物状態の患者に対して1回目のΦの計算を行ったところ、その値は極めて小さく、患者には意識がないと判定されました。ところが数日かけて何度かΦの計算を繰り返すと、ある日突然、Φの値が大きくなりました。統合情報理論が正しいとすれば、これは患者に意識が戻りつつあることが示唆されます。そして実際に、数日後に患者の意識が戻ったのです！

この結果は特筆すべきものです。なぜなら、統合情報理論が机上の空論ではなく、実際の患者に対しても適用できうる可能性が示されたからです。植物状態の患者は数日後に意識が戻ることもあれば、一生植物状態が続いてしまう可能性もあります。そんな中、患者の意識が近い将来に回復しそうかどうかを統合情報理論で予測できることは、家族にとって大きな意味を持つでしょう。統合情報理論が、この先医学の現場に正式に取り入れられるほど発展するかどうかを見守りたいところです。

また、統合情報理論が優れているのは、統合情報量Φを人間に限らないあらゆる対象物に対して計算できる点です。先ほども見たように、Φは人間の脳だけでなく肝臓や心臓といった他の臓器に対しても計算できますし、デジタルカメラのように生き物ではない物体に対しても計算することが可能です。

そうなると、「**人工知能に意識は宿るのか**」ということが気になってきます。

この疑問に対してトノーニ先生は、「**少なくとも現在の人工知能に意識は宿らない**」と考えているようです。その根拠として、トノーニ先生は以下のように述べています。

２０２１年現在において、人工知能はあくまでもコンピューター上のプログラムに過ぎず、コンピューターは最終的にトランジスタやダイオードという独立した構成要素に分解されます。「トランジスタやダイオードという独立した構成要素が複数集まっている」というこの状況は、先ほど見た肝臓やデジタルカメラと本質的に変わりません。そのため、トノーニ先生は「現状の人工知能に意識が宿ることはない」と考えているようです。

ただし、「現状の人工知能」という点に注意する必要があります。現在の人工知能はコンピューター上のプログラムに過ぎませんが、将来的に、現在広く使われているノイマン型コンピューターとはまったく異なる新しいコンピューターができたとしたら……。未来のコンピューターにより生まれる人工知能には、意識が宿る可能性があるかもしれません。

ここまで見てきたように、統合情報理論は「『豊富な情報』を有し、かつそれらが『統合』されているときに対象物は意識を持つことにする」というトノーニ先生が（独断で）決めた公理から始まっている理論です。統合情報理論が意識の理論として本当に正しいかどうかは、現時点では誰にも分かりません。

ですが、科学とは常にそういうものです。誰かが提唱した理論を様々な研究者がいろんな条件で検証していくことで、結果的に理論として認められるのか、理論の修正が行われるのか、はたまた修正しようのない欠点が見つかり理論として否定されるのかが決まります。実際、統合情報理論も改良が重ねられ、２０２１年現在、バージョン３までが発表されています。意識を客観的に扱おうという統合情報理論が、この先歴史の試練に耐えることができるのかどうか、要注目です。

もし統合情報理論の正しさが証明され、意識の謎が解けたとしたら……。もしかしたら、私たちの意識をコンピューターの中に「アップロード」することで、永遠に生き続けることができるようになるかもしれません。

ちなみに、ここで話した統合情報理論についてはトノーニ先生自身が書いた『意識はいつ生まれるのか』（亜紀書房）というとても面白い本があるので、意識の謎に興味を持った人はぜひ読んでみることをお勧めします。筆者（紺野）はこの本を読んだあと、意識の研究もしてみたくなりました。

人工知能は東大に合格できるのか？

次は、人工知能を使ったとても面白いプロジェクトを紹介したいと思います。

それは、「**人工知能を東京大学に合格させる**」というプロジェクトです。「**東ロボくんプロジェクト**」と呼ばれるこの野心的なプロジェクトは、「２０２１年までに人工知能を東京大学に合格させる」ことを目標として、２０１１年に国立情報学研究所の新井紀子先生らによって開始されました。

東大入試に合格するためには、大学入試センター試験と東京大学が独自に用意する二次試験の両方を突破する必要があります（大学入試センター試験は２０２１年より大学入学共通テストへと変更されました)。このプロジェクトでは、ディープラーニングとビッグデータを利用してこれら二つの試験問題を解くことを目標としました。はたして結果はどうだったでしょうか?

結論から言うと、プロジェクトが始まって5年目の時点で、センター試験模試における偏差値57・1を達成し、複数の国公立大学やMARCH(明治・青山学院・立教・中央・法政大学の総称)にも合格できる水準まで到達しました。さらに細かく見ると、国語と英語リスニング以外のすべてで平均点以上の成績を取ることができており、特別に苦手としている教科がないという点も特筆に値します。「人工知能」という言葉が広く普及する直前の2016年の時点で、このレベルの人工知能が作られていたのです。

このように、東ロボくんプロジェクトはたしかな成果を挙げた一方で、その限界も見えてきました。成績は右肩上がりに上昇したとは言え、センター試験において東京大学の合格に必要な点数にはなかなか到達できず、さらに難しい問題が出題される二次試験に対しては合格に必要な点数には遠く及びませんでした。

この現状に対し、2016年には東ロボくん開発チームから以下のようなコメントが出されています。

２０１６年現在の人工知能技術ではこれ以上の成績向上は困難であり、何らかのブレークスルーがない限り東ロボくんが東京大学に合格することは不可能である。

やはり、人工知能が東京大学に合格することは不可能なのでしょうか？

ここで注目すべきは、前記コメントの中で「何らかのブレークスルーがない限り」という文言が含まれていることです。この発言と前後して、人工知能研究では大きなブレークスルーが次々と生み出されていきます。そこでいったん東ロボくんの話から離れて、人工知能分野における最近の画期的な研究を見ていきましょう。

英語を学ばなくても良い時代がやってくる？

第1章で紹介した囲碁の人工知能AlphaGoが、当時の世界最強の棋士李世乭（イ・セドル）九段を破ったのは２０１６年のことですし、なんと言ってもここ数年で急速な進歩が見られているのが**自然言語処理**と呼ばれる分野です。

自然言語処理とは、自然言語（人間が普段使用する言語であり、コンピューターで使用される機械語との対比）をコンピューターや人工知能に処理させる分野であり、言語学と人工知能が融合した分野と言えるでしょう。主に画像処理の分野から始まった近年の人工知能の発展ですが、ここ数年は自然言語処理分野における発展がとりわけ注目されるようになっています。

自然言語処理技術の発達は、私たちの生活にも大きく貢献しています。たとえば、Google翻訳などの翻訳技術を考えてみましょう。これらの翻訳技術には自然言語処理の進歩が大きく貢献しています。Google翻訳で日本語と英語間の翻訳が使用可能になったのは２００７年でしたが、この頃の翻訳精度はお世辞にも優れているとは言えず、むしろ「コンピューターによる変な翻訳」が話題となることが多かったように思います。「人工知能による翻訳は当分実現しない」という意見が大多数を占めていたのです。

その状況が劇的に変わったのは、２０１６年のことでした。それまでGoogle翻訳は、統計翻訳という「大量のデータから統計的に正しいと思われる翻訳を行う」という手法を用いていましたが、２０１６年にディープラーニングの手法を用いるように変更されたのです。この変更によりGoogle翻訳の精度は大幅に上昇し、徐々に実用に耐えるようになってきました。

その流れがさらに加速されたのが２０１９年です。２０１８年に、Googleは自然言語処理の分野でも大きなブレークスルーとなる**ＢＥＲＴ（Bidirectional Encoder Representations from Transformers）**というディープラーニングのモデルを作りあげ、２０１９年にGoogle翻訳に用いるようになりました。詳しい説明は省きますが、このＢＥＲＴというモデルは、それまでの自然言語処理のどのモデルよりもはるかに高い性能を叩き出しました。

ＢＥＲＴの性能が、どのくらい優れているのかを見ていきましょう。

自然言語処理の分野では、あるモデルがどれだけ高性能であるかを評価する指標がいくつかあり、そのうちの代表的なものがＧＬＵＥ（General Language Understanding Evaluation、一般言語理解評価）と呼ばれる指標です。それまではＧＬＵＥにおける言語能力第1位は人間だったのですが、２０１９年5月にＢＥＲＴはとうとう人間を打ち破り、ＧＬＵＥ第1位の座を勝ち取ったのです！

このように、ＢＥＲＴはすでに平均的な人間以上の言語力を有しており、ＢＥＲＴの採用により、近年のGoogle翻訳の精度は劇的に向上しました（なお、その後も数ヵ月おきにＢＥＲＴを上回る新たなモデルが続々と登場しています）。

そして、そんなGoogle翻訳をさらに上回る精度を示したと最近話題になっているのが、**DeepL（ディープエル）**です。DeepLはドイツのベンチャー企業が提供している翻訳システムであり、Google翻訳と同様に誰でも無料で利用することができます（一部有料機能あり）。DeepLが具体的にどのようなモデルを利用しているのかは明らかにされていませんが、Google翻訳を超えた翻訳性能であると彼らは主張しています。

研究者にとって論文を読むことは必須であり、科学の世界では英語が共通言語として扱われています。ですから、科学者になるために英語は必須のスキルです。とは言え、生まれながらにして英語を母国語とする人たちと私たち日本人のように後天的に英語を学ぶ人たちとでは、英語力に差が出ることは事実です。英語が母国語の人たちに比べ、そうでない人たちが論文の読み書きにより多くの時間がかかってしまうことは仕方のないことでしょう。そう考えると、科学の共通言語が英語であることは、英語を母国語にしない人たちにとってハンデであるという見方もできます。

そういった状況に、DeepLは風穴を開けつつあります。DeepLの翻訳精度はとても高いため、英語論文をまずDeepLで翻訳してから読み始める人や、英語論文を書く際にもDeepLを利用する人がこの先増えることは間違いありません。著者（池谷）は、すでにそうしたスタイルを部分的に採用しています。

科学における母国語について、2000年にノーベル化学賞を受賞された白川英樹先生は、

——日本人にノーベル賞受賞者が多いのは、私たちは日本語で書かれた教科書を使い、日本語で学んでいるからかもしれない。——

と述べています。

この言葉にピンと来ない人もいるかもしれませんが、母国語で科学を学ぶことができる国は実はそれほど多くありません。たとえばマレーシアでは、普段の生活はマレー語ですが中学・高校の数学などの授業は英語で行われていますし、ベトナムでもかつては学校教育はベトナム語ではなくフランス語で行われていました。白川先生はこういった諸外国の状況と比較して、

——母国語で科学を学ぶことができるということは本当にありがたいことであり、深い思考が可能となる。それこそが、日本人にノーベル賞が多い理由の一つではないか。——

と仰《おっしゃ》っています。

たしかに、これまでもこれからも、科学者にとって英語を学ぶことはもちろん必要であり続けるでしょう。ですが、Google翻訳やDeepLなどのテクノロジーをうまく活用することに

よって世界中の人々が自分たちの母国語でサイエンスを学ぶことができるようになったり、英語学習の時間を少し減らして研究に費やす時間を増やすことができるようになったりすることは、科学の世界にとって明らかにプラスの影響が大きいでしょう。

このように、Google翻訳やDeepLによって、外国語の読み書きは確実に楽になりました。そうなると次に期待したいのが、**「外国語を話す・聞く」**についてのブレークスルーでしょう。これらについても、人工知能の性能が爆発的に上がる時代が来るのでしょうか？

そうなる可能性が高い、と感じるニュースを耳にすることが増えてきました。たとえば、CMなどで目にする翻訳機「ポケトーク」に使われているのはGoogle翻訳であり、若干のタイムラグこそあるものの、海外で道を聞く、お店で買い物をするなどのちょっとした会話には十分に実用的な性能だと感じます。

さらに期待したいのは、GoogleやAppleが開発に力を入れている**スマートグラス**です。スマートグラスを一言で表現すると、**人工知能を搭載した次世代のメガネ**のことです（図2−15）。スマートグラスが実用化されると、どのようなことができるようになるでしょうか？

たとえば外国の人と英語で話す際に、相手の話した言葉をスマートグラスのディスプレイに英語で表示しながら、同時に音声として日本語に翻訳して聞くことができるようになるで

図2－15　スマートグラスのイメージ

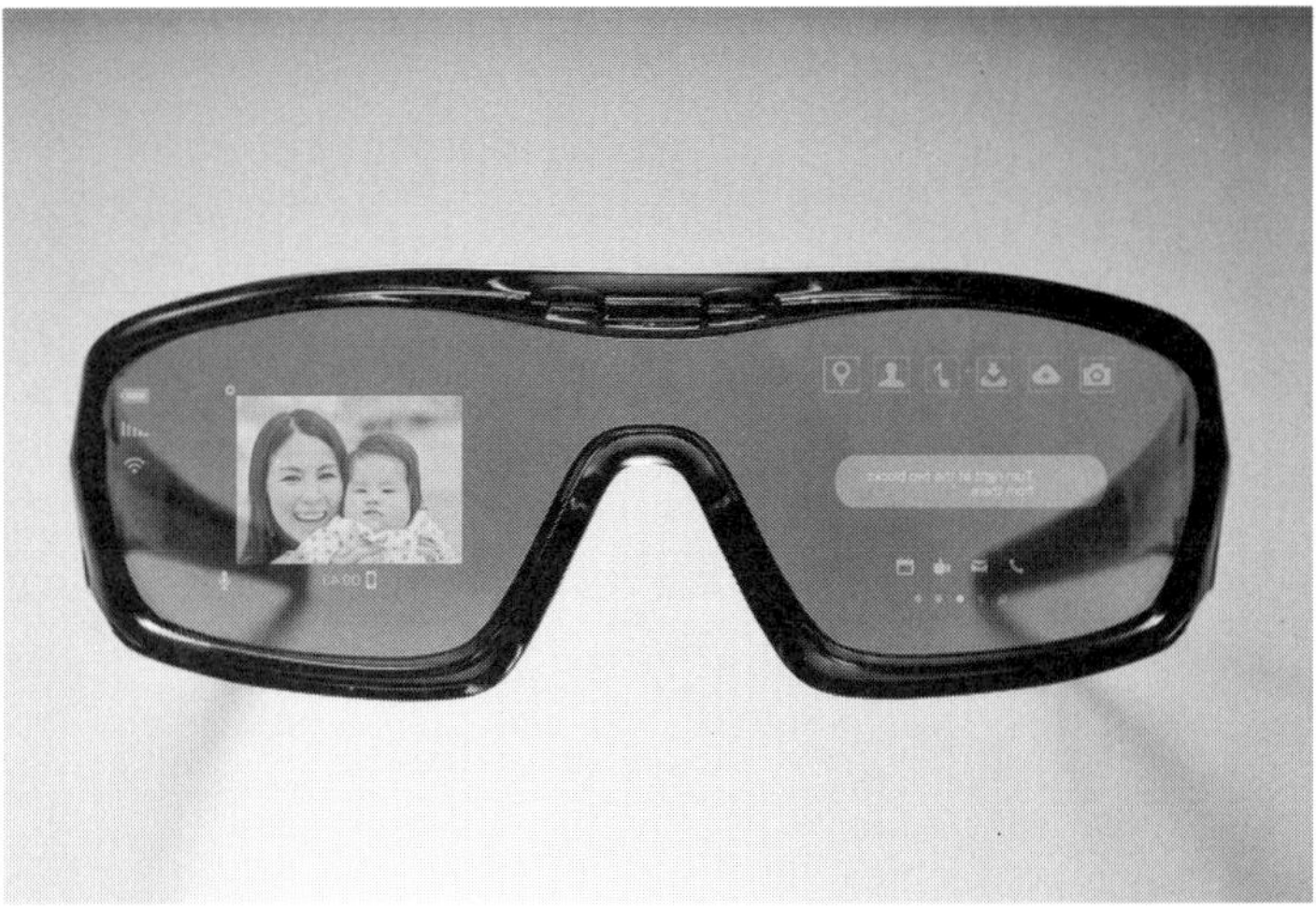

しょう。字幕映画のような状況です。これができれば、たとえ英語の聞き取りが苦手でも、スマートグラスのディスプレイに文字として表示されるため、格段に理解しやすくなるはずです。このように、スマートグラスが実用化されれば外国語の「話す・聞く」についても大幅に言語の壁が低くなることは間違いありません。

また、スマートグラスは、語学以外にも幅広い活用方法があります。たとえば、プレゼンテーションの原稿を、自分にだけ見えるようにディスプレイに表示するという使い方が考えられます。プレゼンテーションを行う際、原稿を何度も何度も練習して暗記している努力家の人もたくさんいるでしょう。スマートグラスがあれば、原稿を自分にだけ見えるように表示することが可能になるため、これまで暗記に費やしていた時間を他の様々なことに使うことでプレゼンテーションのクオリティをこれまで以上に高めることができるのではないでしょうか。

他にも、「この人の顔は分かるんだけど、どうしても名前が思い出せない」という経験をしたことがある人は多いでしょう。このような場合にも、その人の名前や所属などを自分にだけ見えるように表示することもできます。なんだか、『ドラゴンボール』に出てくる「スカウター」が実現したかのようです。

ここ数年で最も衝撃的な人工知能「GPT－3」

少し脱線してしまったので、話を自然言語処理に戻しましょう。近年爆発的な進歩が続いている自然言語処理の分野において、2020年の最大の衝撃はOpenAI社が開発した**GPT－3**の登場でした。

GPTとはGenerative Pretrained Transformerの略で、「**学習済みの汎用的な変換器**」と訳すことができるでしょう。もう少し分かりやすいように表現すると、GPT－3は「自然言語で出した指示に柔軟に答えてくれる人工知能」と言えます。いったいどういうことでしょうか？　そのすごさを知るために、まずはGPT－3の前バージョンであるGPT－2について紹介します。

GPT－2は2019年に発表された自然言語処理モデルであり、自然言語で指示を出すと自然言語で返してくれるという人工知能です。もっと分かりやすく言うと、「文章を創り出す人工知能」と考えるのが良いでしょう。GPT－2は、インターネット上に存在する膨大な文章をひたすらインプットすることで、「こういう指示を受けた場合にはこういう返答をする」という関係性を自ら学んでいきます。

このようにして学習したGPT－2に「トランプ前大統領が言いそうなツイートを作って」と指示すると、「私は強いリーダーシップと決意を持って働いている。アメリカは常に勝者だ！」という文章を返してくれます。確かにトランプ前大統領が言いそうな文章ではないでしょうか？

GPT－2は文章を生成する性能が高すぎたため、開発者自身が「あまりに危険だ」と考え論文の公開が延期されるほどでした。たしかに、GPT－2が生成した文章がトランプ前大統領自身の発言と区別がつかないレベルになってしまえば、フェイクニュースに用いられかねません。このように、GPT－2は文章を創り出す性能が極めて高いことで大きな話題となりました。

GPT－2の登場から約1年半後の2020年6月、満を持して登場したのがGPT－3です。

GPT－3は、文章を創り出すだけにとどまらない進歩を見せました。GPT－3はなんと、出された指示に対してプログラミング言語で回答することまでできるようになったのです。これがどれだけすごいことなのか、いくつか例を見てみましょう。

たとえば、「ネコとイヌの画像を分類するような人工知能を作って」と言葉で指示するとそのような人工知能のプログラミングコードをゼロから書いてくれますし、「インスタグラムのようなアプリを作って」と指示すると、まるでインスタグラムのような見た目と機能を持ったアプリを作るためのプログラムコードを書いてくれるというのです！（図2－16）

これは衝撃的なブレークスルーです。

なぜなら、これまではプログラミング言語を使うことでしかプログラミングを行うことができませんでした。それがGPT－3の登場により、「〇〇の人工知能を作って」などと自然言語で指示するだけで、人工知能が新たな人工知能を作るためのプログラミングを行うことができるようになります。人類70億人総プログラマー化とも言えるかもしれません。全人類が自在にプログラミングを扱えるようになったとしたら、人工知能の研究がどれだけ進歩

図2－16　GPT-3が作った
「インスタグラムのようなアプリ」

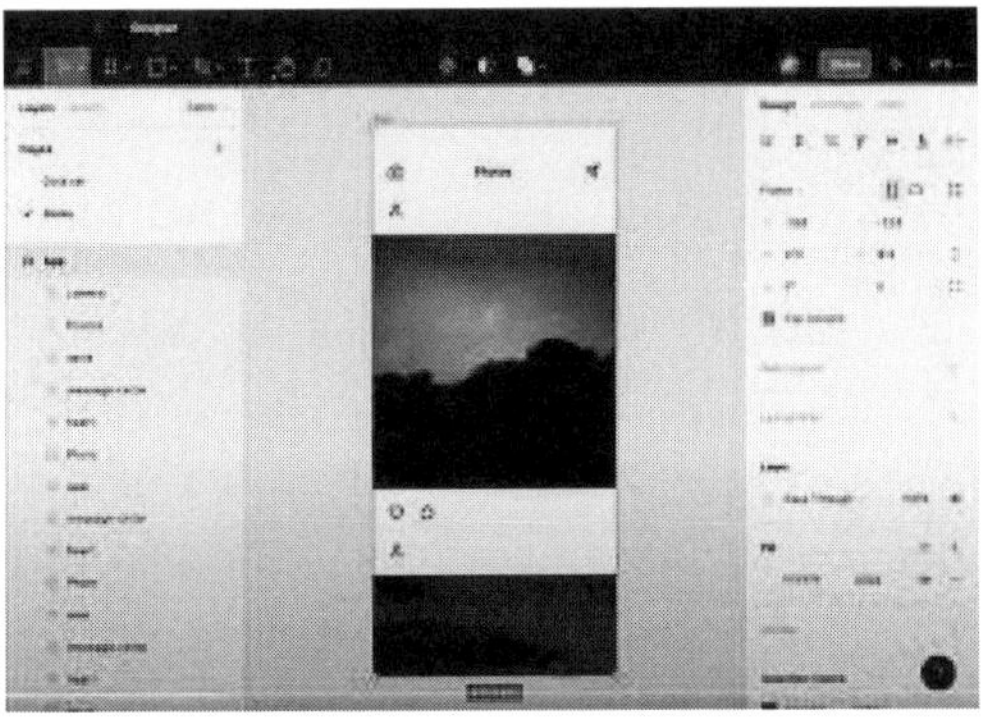

GPT-3は、「インスタグラムのようなアプリを作って」と言葉で指示するだけで、
本物と似た見た目と機能を持ったアプリを作ることができるという
*https://twitter.com/jsngr/status/1284511080715362304?s=12 より

するのか想像もつきません。

世間を驚愕させたGPT－3ですが、いったいどうやって作られたのでしょうか？

実はGPT－3の作り方は単純で、インターネット上に存在する膨大な文章をGPT－3に入力し続けることで、GPT－3に「こういう指示を受けた場合にはこういう返答をする」という関係性をただひたすら学ばせていくのです。

このように、GPT－3を作る発想自体は単純ですが、驚きなのはGPT－3に読み込ませた文章の量です。いったいどのくらいだと思いますか？　答えは3000億単語という、ちょっと想像もできないような量です。

たとえばこの本は12万字くらいですから、単語に直すと数千〜数万語くらいでしょう。そう考えると、3000億単語は単純計算で数百万〜数千万冊もの本に相当します。仮に1000万冊とすると、1日1冊の本を読むとしても2万5000年以上かかる計算です。これだけの量を、力業で一つの人工知能に学習させた結果生まれたのがGPT－3なのです。

もしかしたら、私たちがこれまでインターネット上に残してきた文章も、GPT－3の学習に利用されているかもしれません。GPT－3は人類がこれまで蓄積してきた膨大な文章を材料として誕生した人工知能であり、私たち自身もGPT－3の誕生に貢献したかもしれないと考えると、少し感慨深くも思います。

ちなみに、GPT－3を作り上げるには膨大な計算量が必要であり、約5億円の費用がかかるそうです。また、これを市販のコンピューターで作ろうとしたら350年以上の時間がかかるとのことであり、もはやGoogleやAmazonレベルの大企業でないとこういった研究は手を出せない時代になりつつあるのかもしれません。

GPT－3を使った例として、さらに面白いニュースがあります。2020年8月に、「GPT－3が書いたブログ記事がニュースサイトの閲覧ランキングで1位になった」ということが話題になりました。記事のタイトルは「Feeling unproductive? Maybe you should stop overthinking」（非生産的になっている？　深刻に考えすぎないほうがいい）というものです。

驚くべきは、この記事を書くためにGPT－3が与えられたのは、記事のタイトルとわずか数行のごく簡単な内容だけだったということです。2万人以上の人がこのブログ記事（図2－17）を読んだにもかかわらず、人工知能が書いたのではないかと疑った人はわずか数人だったという点も衝撃です。

GPT－3の劇的な進歩を見ていると、**チューリング・テスト**が頭に浮かびます。チューリング・テストとは、20世紀の数学者アラン・チューリングが提唱した「機械が人に近い振る舞いができるかどうか」を判定するためのテストです。具体的には、「相手が人間か人工知能か分からない状態で会話を行い、人間と人工知能を見分けることができなければ、その人工知能は人間と同等レベルの知能を持つと言えるのではないか」という内容です（図2－18）。

もちろんチューリング・テストをクリアしたからと言って、その人工知能が人間と同等レベルの知能を持つとは限りませんが、人工知能の分野では長い間、チューリング・テストをクリアできる人工知能を作ることが一つの目標となっていました。

図２－17　GPT-３が書いたブログ記事

Feeling unproductive? Maybe you should stop overthinking.

Liam Porr
Jul 20, 2020 ♡33 ○51

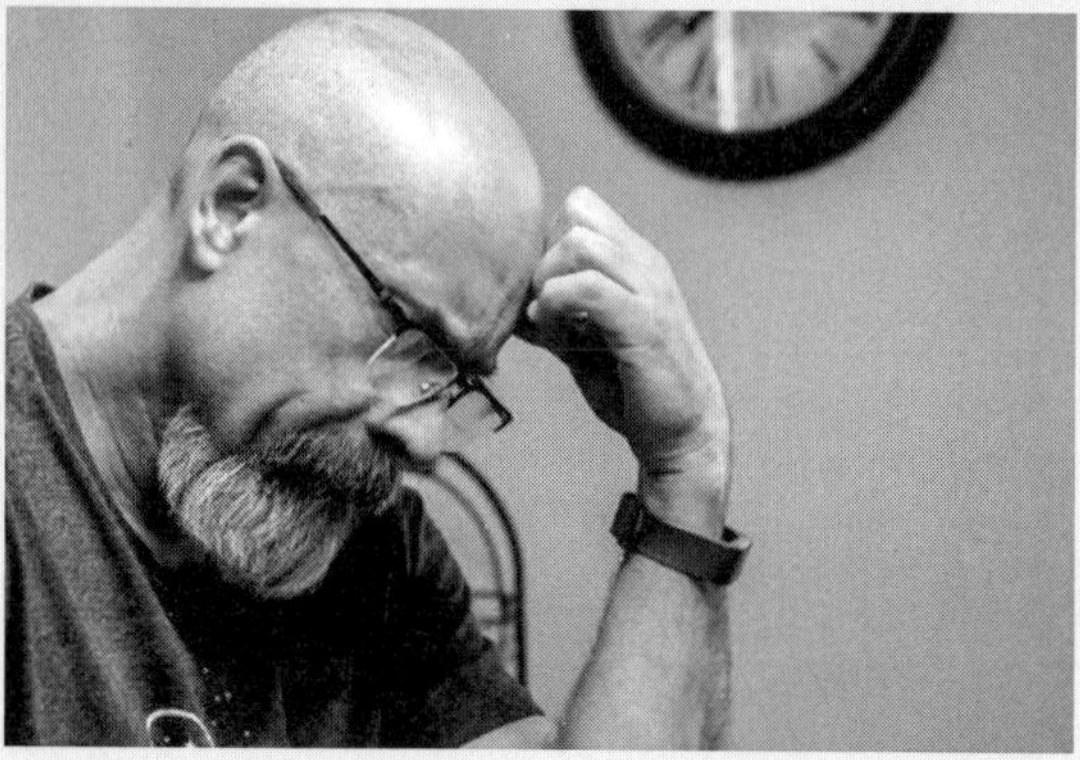

In order to get something done, maybe we need to think less. Seems counter-intuitive, but I believe sometimes our thoughts can get in the way of the creative process. We can work better at times when we "tune out" the external world and focus on what's in front of us.

I've been thinking about this lately, so I thought it would be good to write an article about it.

So what exactly does this mean? Well, for starters, let's start with some definitions.

Definition #1: Creative Thinking (CT) is the act of using your mind to come up with ideas that are not already present in reality or that have never existed before. It is a form of mental activity that involves the use of logic and reason.

Definition #2: Over-Thinking (OT) is the act of trying to come up with ideas that have already been thought through by someone else. OT usually results in ideas that are

２万人以上に読まれたが、人工知能が書いた記事だと疑った人は数人だった

*https://adolos.substack.com/p/feeling-unproductive-maybe-you-should より

図２－18　チューリング・テストとは

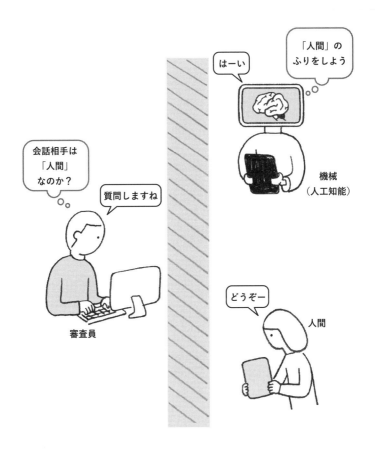

相手が人間か人工知能か分からない状態で会話を行い、
見分けることができるかを試す。会話で人間だと判断されれば合格で、
人間と同等レベルの知能を持つと考える

これまでは、チューリング・テストをクリアできる人工知能を作ることができていませんでした。やりとりの中にどうしても不自然な部分が出てしまい、人間ではなく人工知能だと見破られてしまっていたのです。

ところが、先ほど紹介したブログ記事は、GPT－3が書いたにもかかわらずほとんど誰にも見破られなかったことを考えると、GPT－3はチューリング・テストに合格したと言えるかもしれません。

現時点でさえGPT－3の書く文章が人間が書く文章と区別がつかないことを考えると、数年後には、多くのブログやニュースがGPT－3などの人工知能によって書かれる時代が来るのかもしれません。この本を書くには非常に多くの時間がかかりましたが、数年後には「脳と人工知能の最新研究に関する内容で、12万字くらいの文章を書いて」とGPT－3にお願いすれば数分で書いてくれるようになるのかもしれません。筆者（紺野）は、そんな時代が一日でも早く来ることを切に願います。

デカルトが哲学を、
アインシュタインが物理学を教えてくれる学校

図2－19　イーロン・マスクとロケットについて会話しているデモ動画

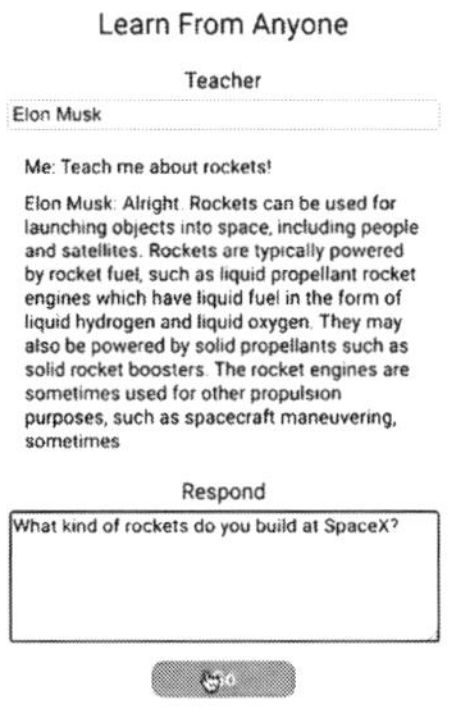
Learn From Anyone
Teacher
Elon Musk
Me: Teach me about rockets!
Elon Musk: Alright. Rockets can be used for launching objects into space, including people and satellites. Rockets are typically powered by rocket fuel, such as liquid propellant rocket engines which have liquid fuel in the form of liquid hydrogen and liquid oxygen. They may also be powered by solid propellants such as solid rocket boosters. The rocket engines are sometimes used for other propulsion purposes, such as spacecraft maneuvering, sometimes
Respond
What kind of rockets do you build at SpaceX?

イーロン・マスクの過去の発言などのデータをGPT-3に学習させて作られた。
まるで本人と話しているかのような会話が繰り広げられている
*プログラム作成者のツイートhttps://twitter.com/mckaywrigley/status/1284110063498522624?s=20 より

もう一つ、GPT－3の活用例を紹介したいと思います。それは**「過去の偉人のデータをGPT－3に学習させることで、あたかもその人が発言したかのような会話ができる」**というサービスです。**「Learn From Anyone」**と名づけられたこのサービスは、アメリカのベンチャー企業バイオニックにより2020年にプレリリースされました。デモ動画では、「イーロン・マスクにロケットについて質問した」という会話が公開されています（図2－19）。

このテクノロジーがすごいのは、偉人についての著作物や過去のインタビュー動画などの十分なデータを集めることさえできれば、デカルトに哲学を習うことやアイン

図2－20　アインシュタインが物理学を教えてくれる学校ができる？

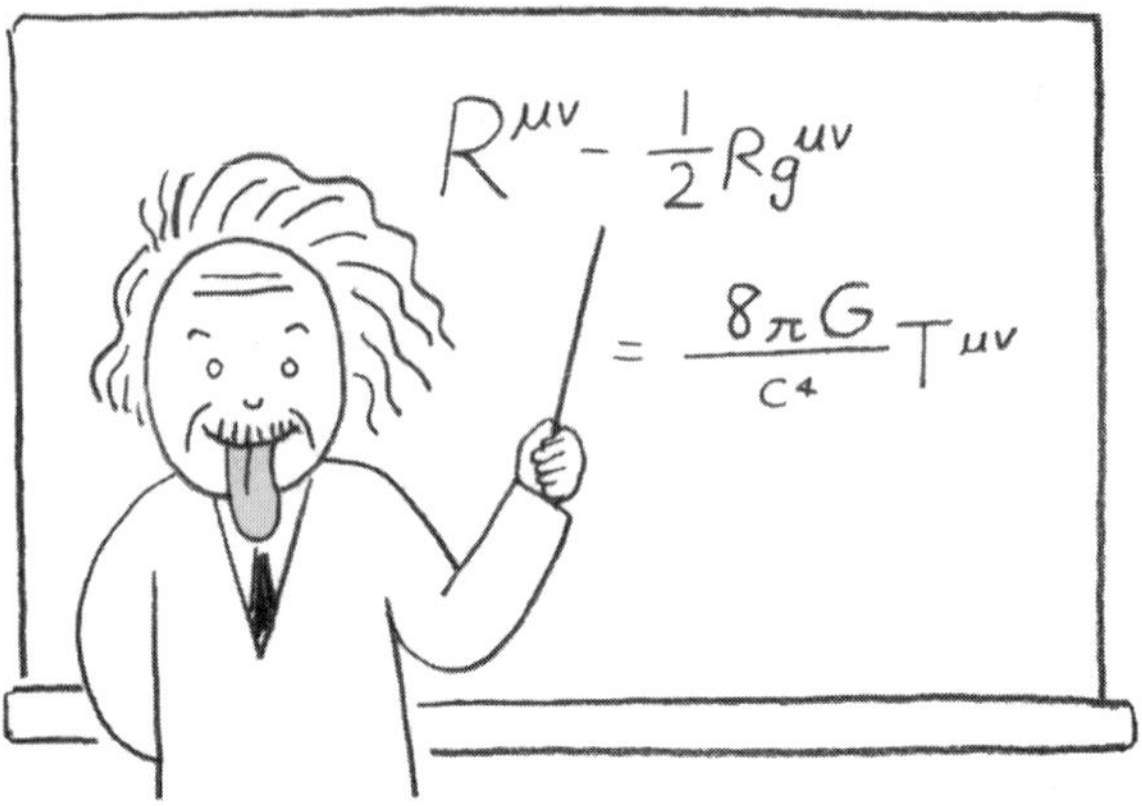

シュタインに物理学を習うことだって可能になることです。

このテクノロジーをバーチャルリアリティ（VR）技術とうまく組み合わせることができれば、教育に革命を起こす可能性があります。

想像してみてください。もし仮に、デカルトが哲学を、アインシュタインが物理学を、ダ・ヴィンチがアートを教えてくれる学校ができたとしたら、どれだけ多くの人がその学校に入学するでしょうか（図2－20）。

もしかしたら、将来的にこのテクノロジーは学校教育を根本的に変えてしまう可能性すらあるかもしれません。

人工知能に立ちはだかる大きな壁

再び、東ロボくんプロジェクトに話を戻しましょう。先ほども書いた通り、東ロボくんプロジェクトの開発チームは「２０１６年現在の人工知能技術ではこれ以上の成績向上は困難であり、何らかのブレークスルーがない限り東ロボくんが東京大学に合格することは不可能である」という発言をしていました。

しかしながら、ここまで紹介したGoogle翻訳、DeepL、ＧＰＴ－３などはまさにブレークスルーと言える成果です。これらの自然言語処理分野における爆発的な進歩を考えると、２０１６年時点で偏差値57・1を達成していた東ロボくんは、現時点でどれだけ成績を伸ばすことができるのでしょうか？

結論から言うと、東ロボくんは２０１９年大学入試センター試験の英語において２００点中１８５点をマークし、堂々の偏差値64・1を達成したのです。２０１６年時点では２００点中95点（偏差値50・5）だったことを考えると、大きな進歩です。

その後も自然言語処理分野の進歩はとどまるところを知らず、半年も経てばそれまでの最高性能を更新するモデルがいくつも登場するような状況です。そう考えると、現時点で再び英語の問題を解かせたらさらに点数が上がることでしょう。2021年までに東ロボくんを東京大学に合格させるという当初の目標は残念ながら達成できそうにないですが、近い将来には実現可能なのではないかと思わせてくれるほどに、ここ数年の人工知能の進歩は凄まじいものです。

ここまで、近年の自然言語処理分野における人工知能の進歩について紹介してきましたが、**ここで一歩引いて、現在の人工知能がまだまだ到達できていない点について考えてみましょう。**

東ロボくんプロジェクトのリーダーである新井紀子先生は、2019年11月の時点で「2021年までに東ロボ君が東大に合格することはさすがに無理だろうと思ってはいます。なぜなら、東ロボくんは意味を理解しているわけではないから」という発言をしています。「意味を理解していない」のは東ロボくんだけではなく、現在のあらゆる人工知能にとって大きな壁として立ちはだかっています。

先ほど紹介したGPT‐3も意味を理解しているわけではなく、あくまでも膨大なデータをもとに「この単語の次にはこの単語が来る確率が高い」という計算を経て、機械的に文章を生成しているに過ぎません。

GPT−3が意味を理解しているわけではない例として、「太陽には鼻がいくつある?」という意味不明な質問をすると、「太陽には鼻が一つあります」などと誤った答えを返す場合があります。もしGPT−3が本当に意味を理解しているとすれば、「その質問はナンセンスです」などと答えるでしょう。

このように、あくまでも現時点でGPT−3は「意味を理解することなく機械的にそれらしい文章を生成している」に過ぎないのです。

そもそも、**「意味を理解する」**とはどういうことでしょうか?

大阪大学の北澤茂先生は、**「意味の理解とは、世界と言語との対応表を学習することである」**と主張しています。つまり、「一口にイヌと言ってもこの世には様々な種類が存在するけれど、秋田犬とブルドッグとトイプードルはどれもイヌに含まれる。一方でスコティッシュフォールドはイヌに含まれない」と言うように、世界（実際に世界に存在するイヌの集合）と言語（「イヌ」という言葉）との対応関係を学習することが必要だということです。

このような世界と言語との対応表を、人間は五感や身体を使うことで成長とともに徐々に学んでいきます。そのため北澤先生は、「人工知能に意味を理解させるために有望な手段は、五感や身体を持った人間のような人工知能を創り出すことである」と主張しています。

そう考えると、「意味を理解する人工知能」を作るという点がディープラーニングを超える次世代の人工知能を作る上でキーポイントになることは間違いないでしょう。意味を理解する人工知能が誕生したまさにその時、「人工知能が人間を上回る瞬間」であるシンギュラリティを迎えるのかもしれません。

中国の人工知能が医師国家試験に合格できたわけ

このように、日本では「人工知能を東大に合格させる」というプロジェクトが行われています。一方、隣国である中国では**「人工知能に医師国家試験を合格させる」**という取り組みがあります。

医学部生は6年間かけて医学の知識を学び、さらに必死に受験勉強をすることで医師国家試験に臨みます。なんとか国家試験に合格することができて初めて、臨床の現場に立つことが許されるのです。そう考えると、人工知能が医師国家試験に合格できるとしたら全国の医学生は大きな衝撃を受けることでしょう。

この「人工知能に医師国家試験を合格させようプロジェクト」は、どのような結果になったと思いますか？　答えはなんと、２０１７年の時点で人工知能ドクター「暁医（シャオイー）」は、すでに中国の医師国家試験に合格しているのです。

シャオイーは、中国の名門大学である清華大学と中国企業アイフライテック（iFLYTEK）の共同研究によって開発されました。アイフライテックは音声認識で世界トップクラスのテクノロジーを誇るとも言われ、全世界から注目されている企業です。

中国の医師国家試験は、６００点満点中３５０点くらいが合否のボーダーラインなのですが、シャオイーは４５６点という成績を取り楽々合格だったようです。これは全受験生の中でも上位の成績であり、人工知能が医師国家試験に合格したという世界初の出来事でした。

このような人工知能が中国で開発されたことに対して、みなさんはどのような印象を抱くでしょうか？　なかには、「そのような人工知能がアメリカではなく中国で作られたのは意外だ」と思う人もいるかもしれません。

少し話はそれますが、現在世界で人工知能の研究が最も盛んな国はどこだと思いますか？本書でもGoogleやFacebookの研究をいくつか取り上げているので、アメリカだと思う人が多いのではないでしょうか。

実は、研究の成果を発表する論文の数は中国が世界一なのです（図２－21）。中国から発表される年間の論文数は、ヨーロッパ全体を合計した数よりも多いほどです。もちろん研究においては、論文の数だけでなく質（引用数）が極めて重要であることは間違いありません。その質の面でも、２０２０年にはついに中国がアメリカを上回り、世界一になったという報告もあります。人工知能の研究においては、完全に中国とアメリカのツートップという状況が続いており、今後もしばらくその状況は変わりそうにありません。

さて、「医師国家試験に合格できる人工知能を作る」というコンセプトは、「東京大学に合格できる人工知能を作る」という東ロボくんプロジェクトに似ていますね。人工知能はなぜ東京大学に合格することは困難で、医師国家試験には4年も前に合格することができたのでしょうか？

それは、医師国家試験は、基本的には知識だけで解ける問題が多いことが挙げられます。たしかに医師国家試験に合格することは決して簡単なことではありませんが、なんと言っても「覚えなければならない知識が膨大だから」という理由が一番です。

医学知識は日々増え続けるため、一説には20年前の医師国家試験に比べて今の医師国家試験に必要な知識量は、倍近くまで増えているという話も聞きます。この傾向は日本のみならず中国でも同様で、医学生は医師国家試験の受験勉強をするにあたり、まず何よりも知識を

図２－21　AIに関する論文で、
数も質も中国がトップになろうとしている

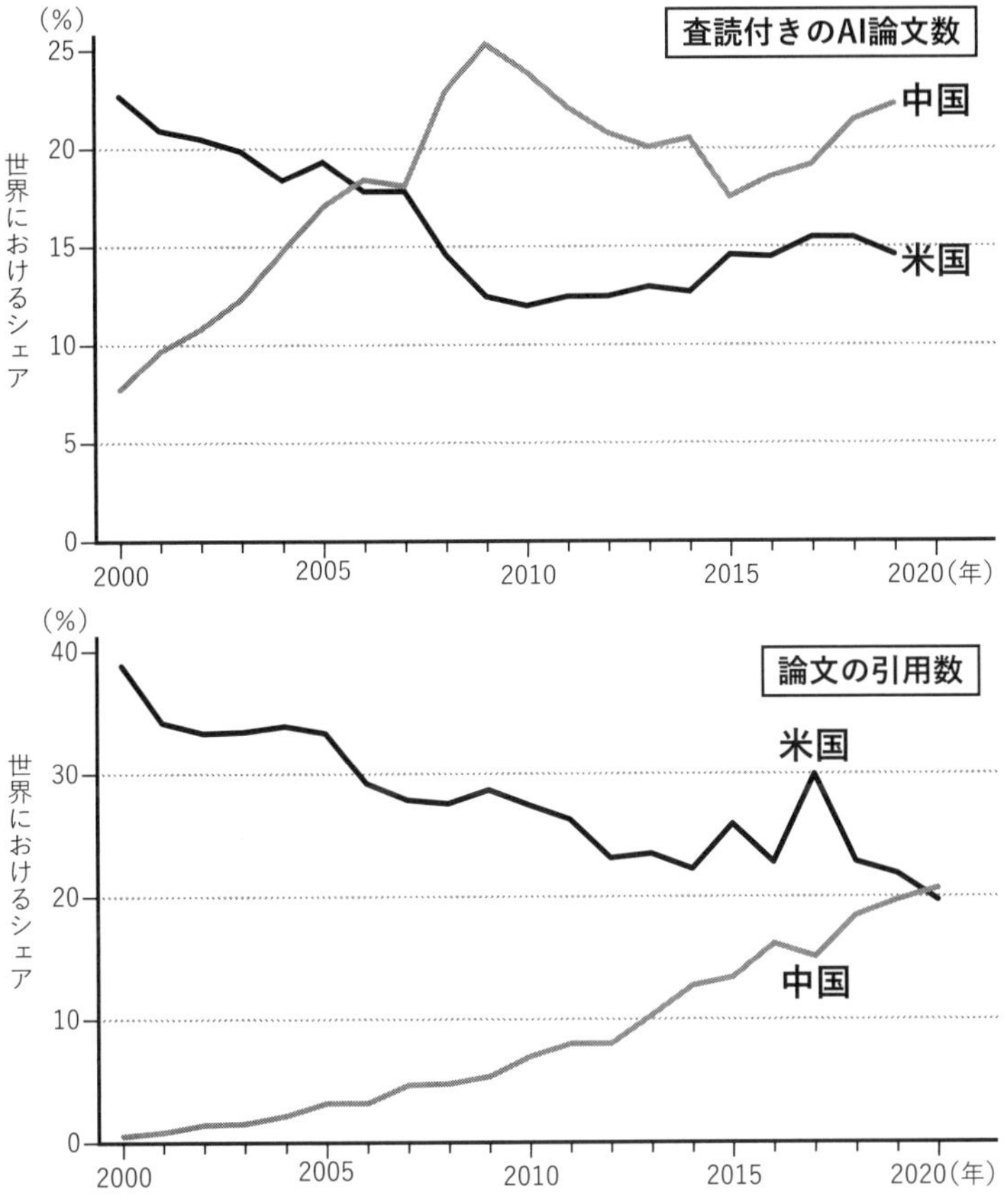

中国から発表される年間の論文数は米国よりも多く世界一となっており（上）、
2020年には論文の質（引用数）の面でも米国をしのぎつつある（下）
*スタンフォード大学2021 AI Index Reportより
https://aiindex.stanford.edu/wp-content/uploads/2021/03/2021-AI-Index-Report_Master.pdf

暗記するところから始まるのです。

もうお分かりのように、このような知識を覚えることは、人間よりも人工知能の方が圧倒的に得意です。医学生が6年間かけて学ぶ医学知識を、人工知能は「コピー&ペースト」で一瞬でインストールすることができるのです（ただし、このためには医学知識を人工知能が覚えることができるかたちに整理する必要があり、それには膨大な時間がかかります）。そう考えれば、人工知能が医師国家試験に合格できたことはそこまで驚きでもないのかもしれません。

それに対して、東京大学の入試問題は、知識だけで合格することは決してできません。合格には問題文の「意味」を理解することが不可欠なのです。この点が「知識」のみである程度解ける医師国家試験と、「意味」を理解しなければ決して解けない東京大学入試の決定的な違いと言えるでしょう。

また、たしかに医師国家試験自体は知識で解けるかもしれませんが、医師として働くためには意味の理解が必須です。この先、人工知能ドクターが様々な面で医師の仕事をサポートするようになることは間違いありませんが、完全に医師の代わりになる日はしばらく来ないでしょう。しかし、いつの日か「意味を理解できる人工知能」が登場したとき、医師という職業が人工知能ドクターに完全に取って代わられる日が来るのかもしれません。

これは何も医師に限った話ではありません。この先あらゆる職業において、これまで人間が行っていた仕事を、人工知能が少しずつ代替していくことは間違いないでしょう。そうなったときに、最後まで人間に残る仕事とはなんなのでしょうか？

そのことを考えるときに参考になるのが、１９９７年にチェスの人工知能ディープブルーが、当時世界最強のプレイヤーであるゲイリー・カスパロフを打ち負かしたことです。カスパロフが負けるまでは、人間が決定的に優れているのは「知性」だと考えられていました。ですが、ディープブルーがカスパロフを打ち負かしたことで、人間は（少なくともチェスで必要とされる）知性においては、地球上で最も秀でている存在とは言えなくなりました。

その後さらに人工知能の進歩が続くにつれ、最近では人間が秀でている部分は「感情や優しさ」だと言われるようになってきました。**もしこの先、人工知能がさらに進歩して「感情や優しさ」をも身につけるようになったとしたら、次は「人間が人間たる理由」はどこに求められるようになるのでしょうか？**

これからの時代を生きる私たちにとって、この問いを深く考え続けることが必須となるはずです。

精神疾患と計算論的精神医学

人工知能は、医療の分野においても次々と用いられ始めています。一つの例として、**人工知能を用いたうつ病の診断**について見ていきましょう。

うつ病は、精神疾患の中でもトップクラスに患者数が多く、日本国内だけで100万人を超えています。このように誰にとっても他人事《ひとごと》ではないうつ病でさえ、「これを測ればうつ病かどうかが診断できる」という明確な指標はいまだ存在していません。

これは、血糖値やHbA1c（ヘモグロビン・エーワンシー）といった値により明確に診断ができる糖尿病などの他の疾患とは大きく異なります。糖尿病における血糖値やHbA1cといった指標のように、「診断のために使われる生体の指標」を**バイオマーカー**と呼びます（血液や尿中の成分のみならず、CT（コンピューター断層診断）やMRI（磁気共鳴画像法）などの画像検査から得られる情報もバイオマーカーに含まれます）。バイオマーカーの存在は個々の医師による診断のばらつきを減らし、医療の質を保つうえで非常に重要な役割を担います。

ですが、**様々な病気の中でも、特にバイオマーカーが確立されていないのが、うつ病を代表とする精神疾患**です。

では精神科医は、バイオマーカーなしにいったいどうやってうつ病を診断しているのでしょうか？　もちろん診断のためのガイドラインは存在しますが、誤解を恐れずに言えば、最終的な診断は精神科医の経験則です。

たとえば「気分が落ち込んでいる」と訴える患者さんが病院に来たら、いつから気分が落ち込んでいるのか、以前もこのようなことはあったのか、家族にうつ病になった人はいるのか、朝から晩までずっと気分の落ち込みが続くのか、夜はしっかり眠れているかなど、患者さんに様々な質問をすることで、目の前の患者さんのうつ病度はどの程度かを見極めていきます。

加えて、うつ病以外の他の原因で気分が落ち込んでいるわけではないことを確認することも重要です。たとえば、甲状腺の機能が低下する橋本病や、脳腫瘍によってうつ病のような症状が出現することもあります。こういった原因であれば、適切に治療をすれば気分の落ち込みが改善されるため、これらの可能性を常に疑って検査を行うことは極めて重要です。

このように様々な問診や検査を行ったうえで、目の前の患者さんがうつ病かどうかを最終的に判断するのが精神科医です。そのため、ある精神科医はAさんをうつ病だと診断するのに対し、別の精神科医はAさんはうつ病ではないと診断することもあり得るのです。医師によって診断が異なることに驚いた人もいるかもしれませんが、実はこのようなことは珍しくありません。なかでも精神科の病気では、医師による診断の違いが特に多いと言えるでしょう。その理由こそが、多くの精神科の病気にはバイオマーカーが存在しないからなのです。

精神疾患が人知の及ばない神秘的な原因で生じているわけではなく、脳の何かしらの異常により生じていることは現代医学の共通認識です。そう考えると、精神疾患にもバイオマーカーが存在してもいいように思えます。それなのにいったいなぜ、多くの精神疾患ではバイオマーカーが見つかっていないのでしょうか?

その理由はなんと言っても、「脳について分かっていることがまだまだ少ないから」に尽きると思います。脳には膨大な数の神経細胞が存在するうえに、遺伝子や生まれ育った環境によって大きな個人差が生まれます。そのため、「うつ病の人に共通する異常」というものを見つけることは非常に困難です。

そんな中で近年注目されているのが、人工知能とビッグデータを利用して、精神疾患のバイオマーカーを見つけようとする試みです。

人工知能は、人間では見つけられないような特徴をビッグデータから見つけることを非常に得意としています。ですからたとえば、うつ病の患者と健康な人の両方から大量の脳画像を集め、そこからうつ病の患者だけに見られて健康な人には見られない特徴が発見できれば、それをバイオマーカーとして利用できるというわけです。

実際に、人工知能により、うつ病の患者を高い確率で診断できたという研究があります。この研究では、うつ病患者と健康な人をそれぞれ数百人ずつ集め、安静時の脳の機能的磁気共鳴画像（ｆＭＲＩ）を撮り、そのデータを人工知能に学習させました。

すると、うつ病の患者では特定の脳領域どうしが異常に強く同期活動していたり、逆に本来は同期活動すべき脳領域どうしがバラバラに活動していたりと、健康な人では見られない異常が見られました。そこで、その異常な活動をうつ病のバイオマーカーとして利用することで、ある人がうつ病かどうかを約70％の精度で診断できたとのことです（図２－22）。

これは素晴らしい結果です。たとえ熟練した精神科医であっても、脳の画像のみからうつ病かどうかを診断することはほぼ不可能です。しかしながら、人工知能は人間には捉えることができないような、うつ病の患者にのみ見られる特徴を捉えることができたのです。

これまで精神疾患は、熟練した精神科医の経験と知識に基づいて診断されていました。もちろんこの先も、このような「職人業」を磨いていくことは重要です。しかし、この研究の

図２－22　fMRIとAIで、うつ病を高精度に診断する

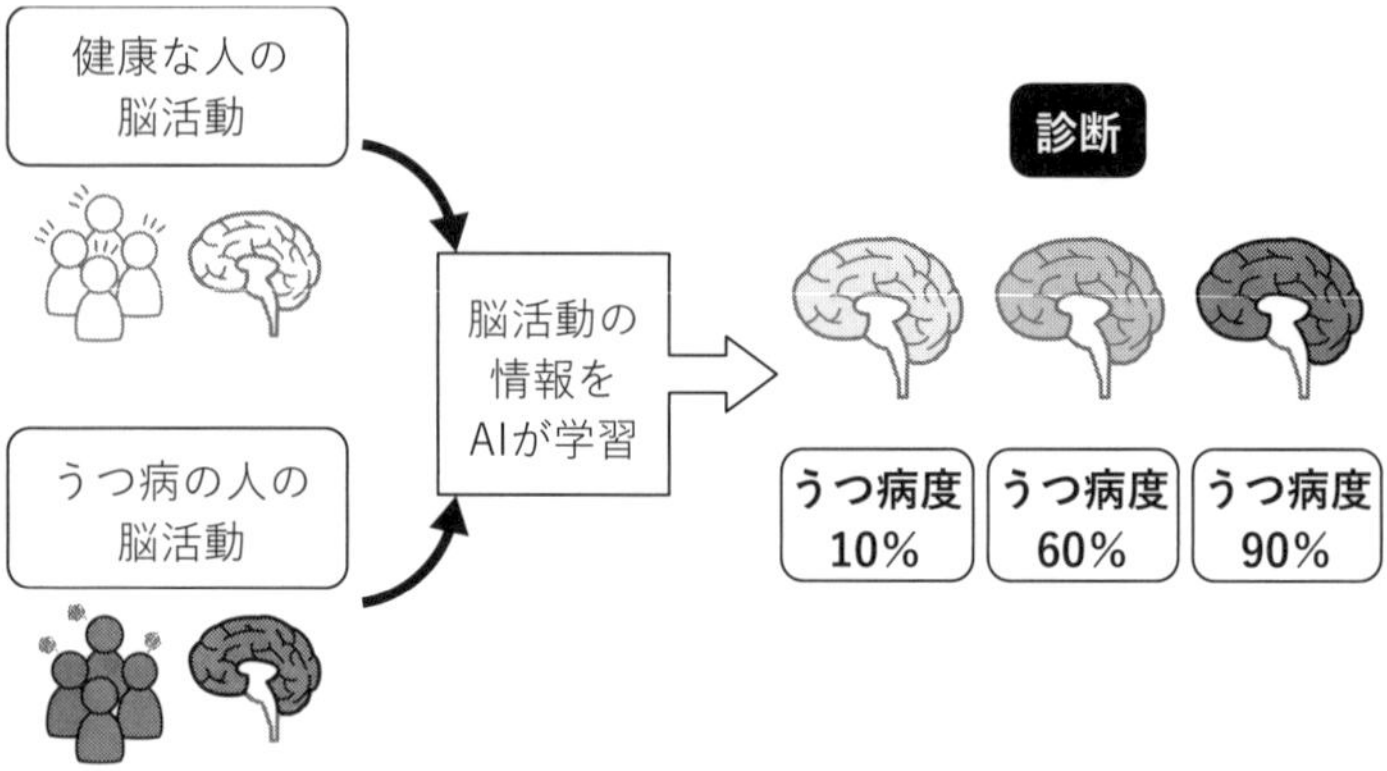

うつ病の患者に見られる異常な脳活動を
バイオマーカーとして利用することで、
うつ病かどうかを高い確率で診断できたという

ように、脳の画像という客観的なデータから人工知能が導き出す特徴をうまく利用できれば、精神疾患についても糖尿病のように「誰が診《み》ても同じ診断になる」という時代になっていくのかもしれません。

脳の画像からうつ病にだけ見られる特徴を人工知能が見つけ出すという手法の利点は、うつ病のみならずあらゆる精神疾患に応用することができることです。さらに、日本はこういった研究において他国よりも優位な状況にあります。なぜなら、日本は脳の画像検査に用いられるＣＴ、ＭＲＩ機器の人口あたりの数が2位以下を圧倒的に引き離して世界一だからです（図2－23）。

人工知能は多くのデータがあればあるほ

図2－23　日本はCT・MRI数が世界で最も多い

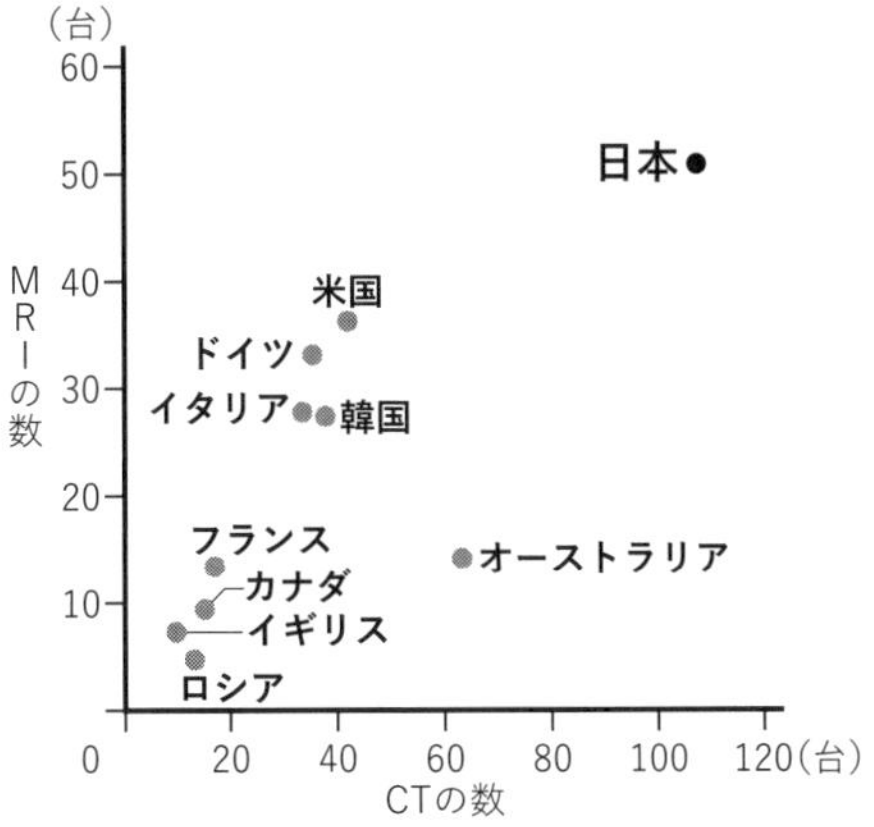

人口100万人あたりのCT・MRI数を示している

*OECD.Stat（2017）のデータをもとに作成

ど性能が上がるため、脳の画像を大量に手に入れることができることは、圧倒的なアドバンテージです。今後、「人工知能を用いた精神疾患の研究と言えば日本が世界一だ」と言われる時代が来ることを期待してしまいます。

このような「脳のビッグデータから精神疾患を診断する」という取り組みは、「**計算論的精神医学**」と呼ばれる分野に含まれます。これは、「人工知能や数理モデルを用いて精神疾患を診断・研究しよう」という新たな学問分野であり、人工知能と医学が結びつくことで今まさに発展しつつあります。

計算論的精神医学は脳のビッグデータから精神疾患を診断するだけではなく、知覚や認知といった脳の活動を「計算」と捉え、そのメカニズムを数式でモデル化することで精神疾患を数学的に理解しようという理論ベースの研究も含まれます。

このように、「**脳のデータと人工知能を利用して精神疾患をこれまで以上に客観的に研究・診断・治療しよう**」という試みは、日本のみならず全世界の潮流になっています。

計算論的精神医学のさらなる発展のためには、医学と人工知能の専門家が不可欠です。一人の人間が、医学と人工知能の両方のプロフェッショナルになれるのがベストではありますが、どちらか一つの分野を極めるだけでも決して簡単なことではありません。そう考えると将来的に計算論的精神医学の研究をしたい人は、まず医学か人工知能どちらかについての専門性をきちんと身につけ、その上でもう一方についてもそちら側の専門家と議論できるようになることが重要だと思います。

脳とAI融合の現在から「未来」へ

イーロン・マスクとNeuralink

ここまで、脳や人工知能についての最新研究を紹介してきました。この章を通じて、ここ数年で人工知能の研究が爆発的に進歩していることや、脳の研究が着実に進歩を遂げていることを実感していただけたのではないでしょうか。

そしてなんと言っても、脳と人工知能の研究における進歩が結びつくことによって、少し前までは想像もできなかったような研究が続々と生まれています。**本章の締めくくりとして、脳と人工知能融合の現在と未来とをつなぐような取り組みについて紹介しようと思います。**

２０１９年7月16日、脳や人工知能の研究者にとって衝撃的なニュースがかけめぐりました。それは、ある一企業による研究成果の発表でした。その企業とは、「**コンピューターを通じて脳と人工知能を接続する**」ことを目的にイーロン・マスクが設立したNeuralinkという会社です。Neuralinkによる衝撃的な発表とは、いったいどのようなものだったのでしょうか？

その話に入る前に、イーロン・マスクについて少しだけ説明しようと思います。

イーロン・マスクは南アフリカ共和国で生まれ、18歳のときにカナダへ移住しました。その後24歳でスタンフォード大学の物理学の大学院へと進学しますが、当時発売された最新のコンピューターであるWindows 95に衝撃を受けたマスクはわずか2日で大学院を中退し、ソフトウェア制作会社を設立します。この会社はわずか数年で大手企業に買収され、マスクは20代のうちに数十億円の大金を手に入れることとなりました。これだけでも規格外ですが、マスクの野心は止まりません。28歳時には世界初のオンライン銀行会社を設立し、その後他社との合併を経てPayPal社となりました。PayPal社は31歳のときに大手企業eBayによって約１５００億円で買収され、マスクは再び莫大な大金を手に入れることとなったのです。

余談ですが、この時PayPalを率いていたメンバーにはマスクのみならず、伝説的な投資家でありトランプ前大統領補佐で「影の大統領」とも呼ばれていたピーター・ティールや、ビジネスパーソンなら誰もが知るLinkedInを生み出したリード・ホフマンなど、伝説的なメンバーが揃っていました。彼らはPayPalを去った後も次々とベンチャー企業を設立し、その多くがトップクラスの企業へと成長していることから、いつしか彼らは畏敬の念を込めて「PayPalマフィア」と呼ばれるようになりました。

PayPalマフィアの一員であるマスクは、PayPal退任直後にSpaceXを設立しました。SpaceXとは「宇宙輸送ロケットを製造開発する会社」であり、様々な失敗を経ながらも2012年には民間企業初となる国際宇宙ステーション（ISS）への物資輸送を実現し、2020年5月には民間企業として初めて国際宇宙ステーションへの有人飛行を達成するという快挙を成し遂げました。加えてSpaceX社の功績には、宇宙事業に関わるコストを大きく削減したことも挙げられます。SpaceX以前は人工衛星を一つ打ち上げるのに約200億円を要していましたが、SpaceX社は3Dプリンターの利用や自社で機器開発を行うことにより、費用を約3分の1まで削減することに成功しました。

これだけでも偉業と言えますが、マスクの野望はとどまるところを知りません。2003

年には電気自動車会社のTeslaを立ち上げました。Teslaは設立から15年ほどで急成長し、2020年7月にはなんと時価総額でトヨタを抜き、ついに「世界一の自動車メーカー」と言われるほどになりました。Teslaの車はどんな点が革新的なのでしょうか？

Teslaは日本ではまだあまり見かけませんが、シリコンバレーで走っている車は、すでに約10％がTesla車だと言われています。シリコンバレーの人々がTeslaに熱狂する理由は様々ありますが、一言で言えば「Teslaはもはや単なる車ではなく、スマートデバイスである」となります。どういうことでしょうか？

たとえば、Tesla車には大きなモニターが設置されており、スマートフォンのカレンダーと連動してその日のスケジュールが表示されます。また、スケジュールに応じて目的地までのナビが自動で設定されるため、いちいち手動でナビを設定する必要がありません。さらに、従来の自動車は「買って終わり」でしたが、Tesla車は定期的に機能が「アップデート」されます。これはスマートフォンのOSやアプリが定期的にアップデートされることとそっくりであり、「Teslaはただの車ではなくスマートデバイスである」ことの理由でもあります。

そしてなんと言っても、Tesla車の真骨頂は自動運転です。自動運転というワードは聞くものの、実現にはまだまだ時間がかかると思っている人も少なくないでしょう。実は、Tesla車は2016年の時点ですでに自動運転のレベル2を実現しています。

自動運転はレベル0からレベル5までの6段階に分類され、数が大きいほど自動化度合いが高くなります。その中で自動運転レベル2とは、「運転者が常に運転できる状態でスタンバイする必要があるものの、基本的には車が自動運転してくれる」という段階です。自動運転レベル2はアメリカだけではなく、すでに日本でも公道での走行が許可されており、今この瞬間も何台ものTesla車が日本で自動運転しています。

なおアメリカでは、「Tesla車による自動運転中に居眠りをしてしまい、逮捕されるという事件が相次いでいます。もちろん決して真似してはいけませんが、「Teslaのテクノロジーは人間が一切ハンドルを握らずとも事故なく自動運転できるレベルに達しているということは驚きです。

マスクは「完全自動運転を実現するための技術は2020年中に実現できる」と発言しており、その後、達成は遅れているものの、完全自動運転車が普及する時代も遠くないのかもしれません。

さて、だいぶ脱線してしまいましたが、いよいよ「コンピューターを通じて脳と人工知能を接続する」ことを目標とする会社、Neuralinkについて紹介していこうと思います。

世界を変えるような企業を次々と生み出してきたマスクが次に注目したのが、脳と人工知能でした。

彼は「人工知能は人類を破滅させうる」と発言したことがあり、将来的に人工知能が人類の脅威となる危険性を公言しています。「人間が人工知能に対抗するためにはどうすれば良いのか」という危機意識に対してマスクが考えついた解決策は、「**人間が自らの脳を人工知能と接続することで、人工知能を超えるような〝超人類〟になる**」というものでした。

これだけ聞くとあたかもSFのようですが、それを実際にかたちにするのがイーロン・マスクという人物です。Neuralinkは2016年に設立されてから数年間は沈黙を貫いてきました。この会社で何が行われているのかの情報がほとんどなかったため、脳や人工知能の研究者でもNeuralinkに注目している人はほぼ皆無でした。

そんな中突如として行われた2019年7月16日のイベントで、Neuralinkは世界中の研究者の度肝を抜くこととなりました。いったいどのようなものだったのでしょうか？

Neuralinkのテクノロジー

Neuralinkによる発表内容を簡潔にまとめると、以下となります。

図２－24　Neuralinkから発表されたイメージ画像

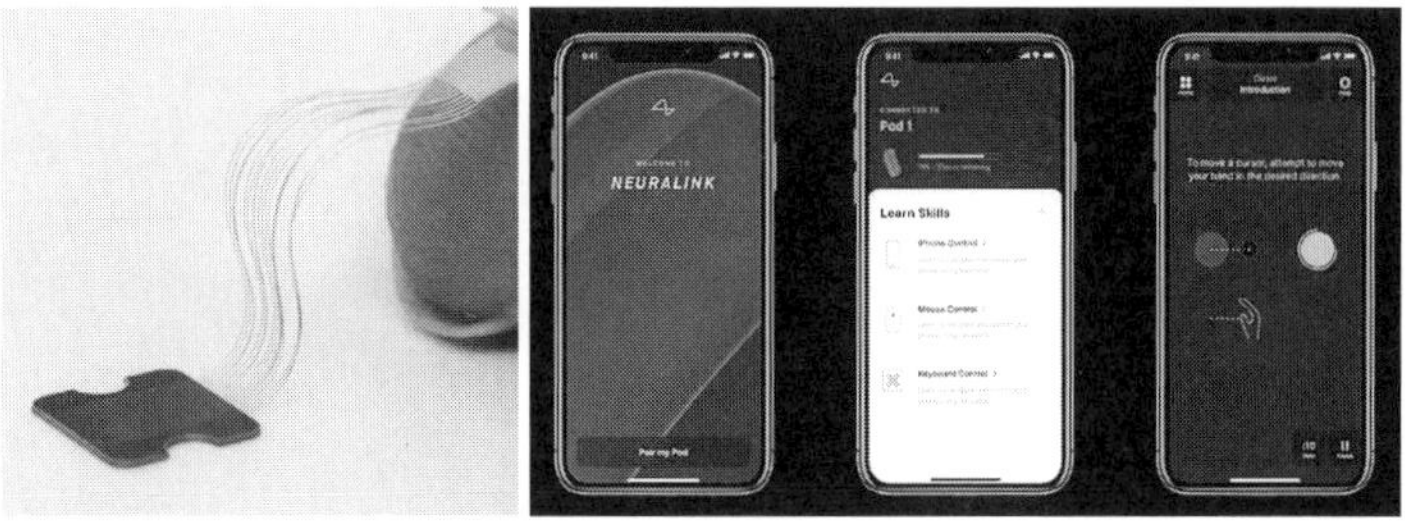

脳に埋め込む髪の毛より細い電極（左）と、
スマートフォンの操作イメージ（右）
*〈Neuralink Launch Event - by Neuralink〉
https://www.youtube.com/watch?v=r-vbh3t7WVI&t=1821s より

- **髪の毛より細い電極数千本以上を脳に埋め込む**
- **それらの電極で脳波を記録する**
- **１本１本の電極で脳を直接刺激することもできる**
- **これらをスマートフォンのアプリ上で操作できる**

そしてなんと、

- **２０２０年に人間での臨床試験を開始する予定である（倫理申請は今後）**

という内容も含まれていました。

この発表（図２－24）は衝撃的であり、各種メディアによって「ついに脳と人工知能が融合する」などと大々的に取り上げられました。

このように大きなインパクトを残したNeuralinkの発表ですが、このテクノロジーは突如現れたものではなく、脳研究において着実に積み上げられてきた成果の延長線上にあるものです。このテクノロジーは、第1章でも紹介したBMI（ブレイン・マシン・インターフェース）やBCI（ブレイン・コンピューター・インターフェース）と呼ばれるジャンルに属しており、1960年代にその概念が提唱されて以降、着々と研究が進められてきました。

改めて、簡単にBMIの歴史を振り返ってみます。

BMIの概念自体は、1960年代にアメリカの計算機科学者ジョセフ・リックライダー氏が提唱し、それを初めて実装したのが1969年のエバーハード・フェッツ先生らによる研究だと言われています。2000年には、デューク大学のミゲル・ニコレリス先生らの研究チームが、サルの脳に96本の電極を埋め込むことで、サルが念じるだけでモニター上のカーソルを動かし、ジュースを手に入れるということを実現しています。

その後もBMI研究は着々と進められ、2012年に発表されたのが第1章でも紹介した「四肢麻痺の患者さんの脳に電極を96本埋め込み、念じるだけでロボットアームを操作してペットボトルの飲み物を飲むことに成功した」という研究です。

Neuralinkによる発表はたしかに、これらのBMI研究の延長線上にあります。決して「青天の霹靂《へきれき》」な発表ではないことや、科学的なバックグラウンドに支えられたものであると認識することが重要です。それでも、これらの発表は研究者にとって衝撃的なものでした。Neuralinkの発表は、いったいどんな点にインパクトがあったのでしょうか？　それは、「これまでBMIで用いられてきたテクノロジーを数段上回るデバイスを作成した」ことであり、具体的には次の２点が挙げられます。

1　刺せる電極の数が「桁違い」に多い

2　電極の埋め込み手術をロボットが行う

それぞれ見ていきましょう。

1　刺せる電極の数が「桁違い」に多い

まず、刺せる電極の数が文字通り「桁違い」です。前述したBMIの研究で用いられていたものは、多くても100電極程度でしたが、今回の発表では一つのチップに数千個の電極が含まれており、さらにそれを複数個埋め込むことができます。よって、単純にこれまでの数十倍以上の電極から記録することが可能となります。これは大きな進歩です。

2　電極の埋め込み手術をロボットが行う

また、電極を脳に埋め込む際には血管の損傷が大きな問題となります。脳は虚血にとても弱く、たとえごく微小な血管であっても損傷により四肢が動かなくなったり、言葉が話せなくなったりします。これを避けるには、熟練した脳外科医が慎重に手術を行う必要があると考えられていました。

しかしながらNeuralinkは、この問題に対して驚くべき解を示しました。すなわち、「自動で血管を避けながら電極を埋め込んでくれる手術ロボットを開発した」というのです。これにより血管損傷を回避できるのみでなく、ロボット自体を増やすことで手術数を一気に増やすことが可能となります。このような技術はこれまで存在せず、Neuralinkによる発表の中でも特にインパクトが大きいものでした。

このように、Neuralinkの発表はこれまでのＢＭＩ研究の流れを汲むものでありながら、これまでとは明らかに次元の違うプロダクトを開発した、という点で研究者にとってインパクトが大きいものでした。

さらにその1年後の2020年8月28日、Neuralinkは研究成果のアップデートを報告しました。2020年の発表における主なアップデートは、以下の四つです。

1　第2世代の電極デバイス（The LINK）が開発された
2　手術ロボットがアップグレードされた
3　ブタの脳に電極を挿し込み、脳波の記録に成功した
4　アメリカ食品医薬品局（FDA）への申請が完了した

それぞれ見ていきましょう。

1　第2世代の電極デバイス（The LINK）が開発された

2019年に紹介された第1世代の電極デバイスは、「頭蓋骨」と「耳の裏」の2ヵ所に穴を開ける必要がありましたが、新たに紹介されたデバイスはコインのような形状になっており、穴を開けるのは頭蓋骨だけになりました（図2－25）。手術による身体への負担を考えたとき、この違いは小さくないと思います。

図2－25　第1世代と第2世代の電極の比較

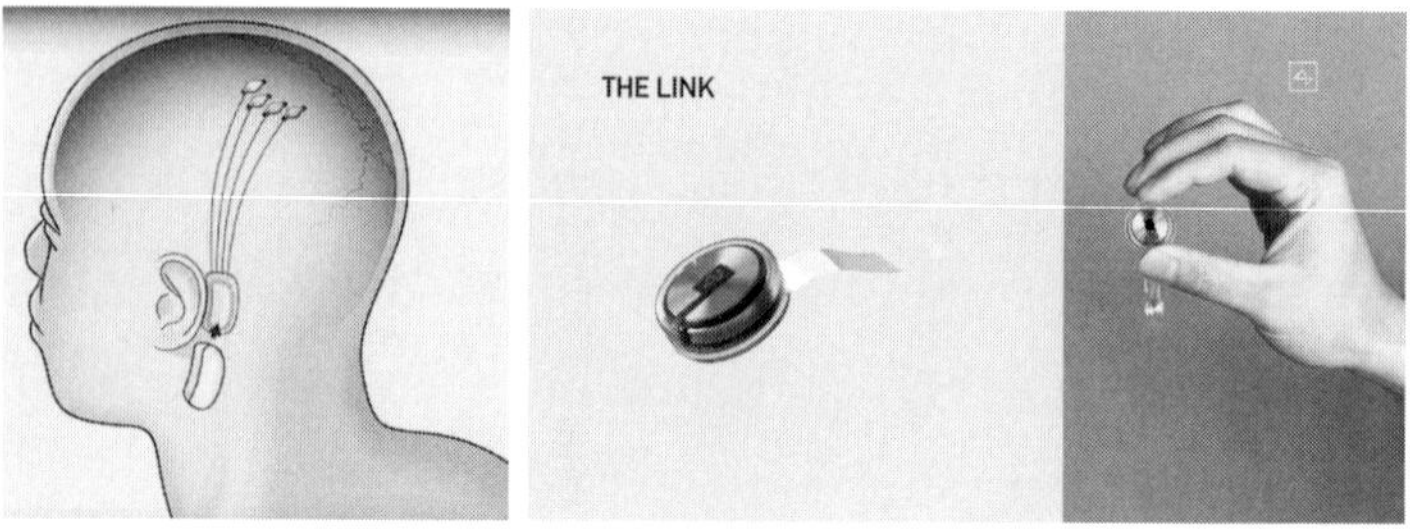

第1世代の電極（左）では脳に埋め込む際に頭蓋骨と耳の裏の2ヵ所に穴を開ける必要があったが、第2世代の電極（右）は、頭蓋骨1ヵ所のみで対応可能になった

*〈Neuralink Progress Update,Summer 2020 - by Neuralink〉
https://www.youtube.com/watch?v=DVvmgjBL74w&t=408s より

2　手術ロボットがアップグレードされた

2019年にNeuralinkが発表した論文に載っていた手術ロボットは、いかにも「機械！」といった見た目でしたが、2020年に発表された手術ロボットは大きくイメージが変わっていました（図2－26）。2020年の手術ロボットには、親しみや安心感があるように感じられます。

『攻殻機動隊』や『ソードアート・オンライン』のような人間と機械が融合するSF作品の世界観には熱狂的なファンがいますが、Neuralinkが目指すのは「誰もが電極を埋め込む未来」ではないかと考えられます。そう考えたとき、ターゲットとすべき

図２－26　手術ロボットの比較

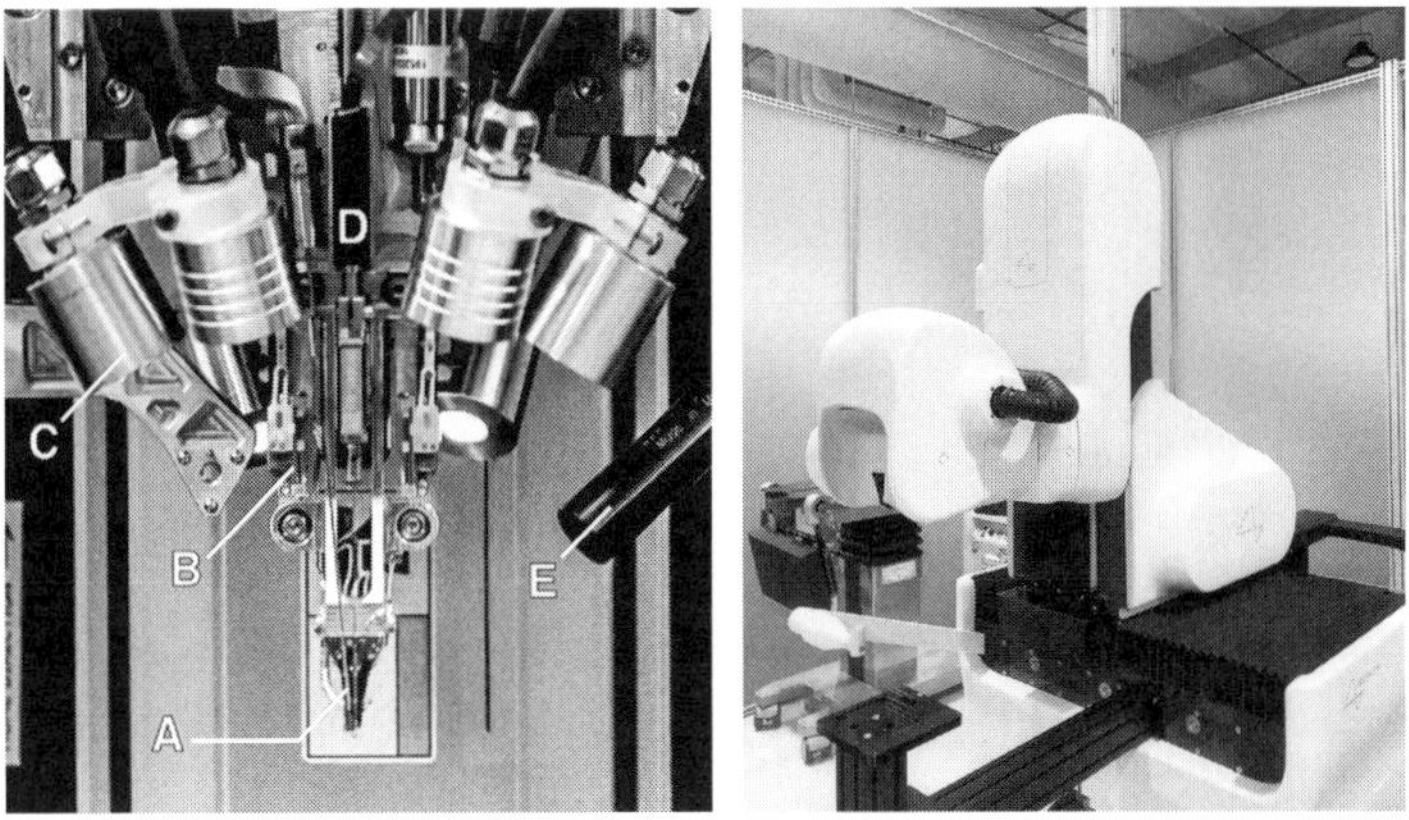

左が2019年に発表されたもので、右が2020年に発表されたもの

*出典：左は図２－24と、右は図２－25と同様

は、「現時点でそこまでNeuralinkに興味がない人たち」や「Neuralinkのテクノロジーを怖いと思っている人たち」です。彼ら彼女らに電極を埋め込んでもらうためには、少なくとも現状の医療と同レベルの安全性をアピールする必要があるでしょう。

そこでNeuralinkは、２０１９年のような機械感の強い手術ロボット（図２－26左）から、２０２０年版のように清潔で安心感があり、丸みを帯びて親しみを感じられるデザイン（同右）にしたのではないかと思います。

3　ブタの脳に電極を挿し込み、脳波の記録に成功した

２０２０年の発表で驚いたのは、脳に電

図２－27　脳に電極を埋め込まれたブタ

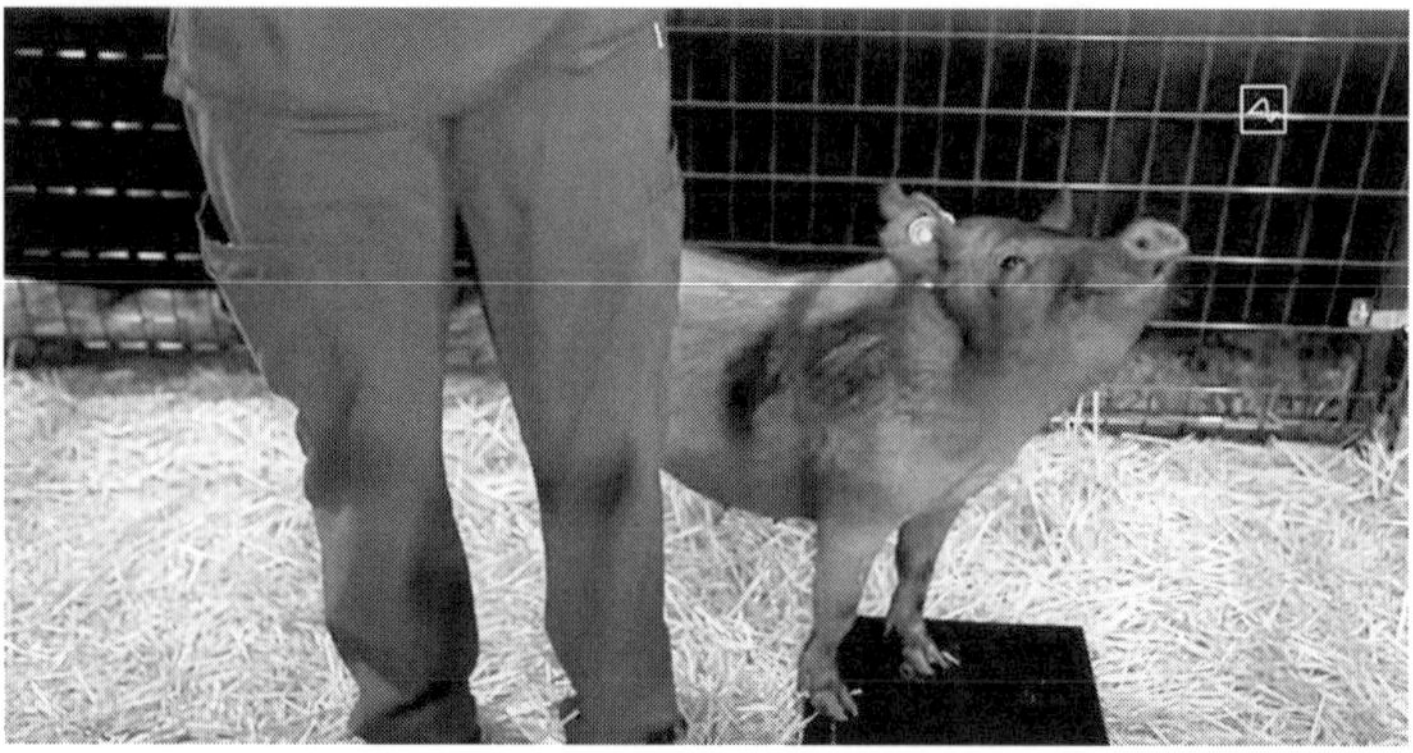

2020年の発表の場に登場したブタ。
脳に埋め込まれた電極から、リアルタイムで脳波の記録に成功した
*出典：図２－25と同様

極を埋め込んだブタがプレゼンテーションに現れたことでした。マスクは２０１９年の時点で「２０２０年中に人間に電極を刺す」と公言していたため、２０２０年の発表会前には「もしかしたら、すでに人間に電極を刺してしまっているのではないか」と予想した人も一定数いたかと思います。

ですが２０２０年の発表で登場したのは、人間でもサルでもなくブタでした（図２－27）。登場したブタの脳には電極が埋め込まれており、視聴者はリアルタイムで記録された脳波を目の当たりにしたのです。

ここで、彼らが実験動物としてブタを選んだことには、いくつか理由があると思います。

一つは、人間に対して電極を埋め込むた

めのアメリカ食品医薬品局（ＦＤＡ）への申請許可が間に合わなかったこと、そしてもう一つは動物愛護への配慮ではないでしょうか。一般に、欧米における動物愛護の意識は日本よりはるかに強く、動物実験には最大限の配慮が必要です。そのような点を考慮して、Neuralinkは霊長類のサルではなくブタを実験動物として採用したのだと考えられます。もちろん、ブタなら動物実験に利用して良いというわけでは決してありませんが、サルよりも批判が少ないのは事実です。

このように、Neuralinkは動物愛護についても配慮をしているということが、２０２０年の発表の端々から伝わってきました。

4　アメリカ食品医薬品局（FDA）への申請が完了した

Neuralinkのデバイスを人間の脳に刺すためには、ＦＤＡの承認を受けることが必要です。２０２０年の発表においては、ＦＤＡへの申請が完了したという報告が行われました。これは間違いなく大きな一歩ですが、とは言え申請が許可されるのかどうか、また、許可されるとしてもどのくらいの時間がかかるのかについては不透明です。一般に、申請から許可までには数年かかるとも言われます。

この申請が許可されないことには、Neuralinkが描く「誰もが脳に電極を刺す未来」は絵に描いた餅で終わってしまいます。今後の進展に要注目と言えそうです。

念じるだけでゲームをプレイするサルの誕生

そして2021年4月には、Neuralinkはまたもやあっと驚くような成果を発表しました。イントロダクションでも触れましたが、「**脳に電極を埋め込んだサルが、人工知能の力を借りて念じるだけで卓球ゲームをプレイした**」という、SFの中でしか聞いたことがないような内容です。

より詳しく見ていきましょう。彼らが発表した内容は、「**1024チャンネルの電極が埋め込まれたサルが、脳活動のみでPongという卓球ゲームをプレイすることに成功した**」というものです（図2－28）。

そもそも、「脳活動のみでゲームをプレイする」とはどういうことでしょうか？　第1章で取り上げたBMIの研究では、交通事故で手足を動かせなくなった人が脳活動を利用してロボットアームを操作できるようになったことを紹介しました。これは、「右手を動かしていることを想像しているときの脳活動」と「左手を動かしていることを想像しているときの脳活動」が異なることを利用したものでした。

図2－28　脳活動だけで卓球ゲームPongをプレイしているサル

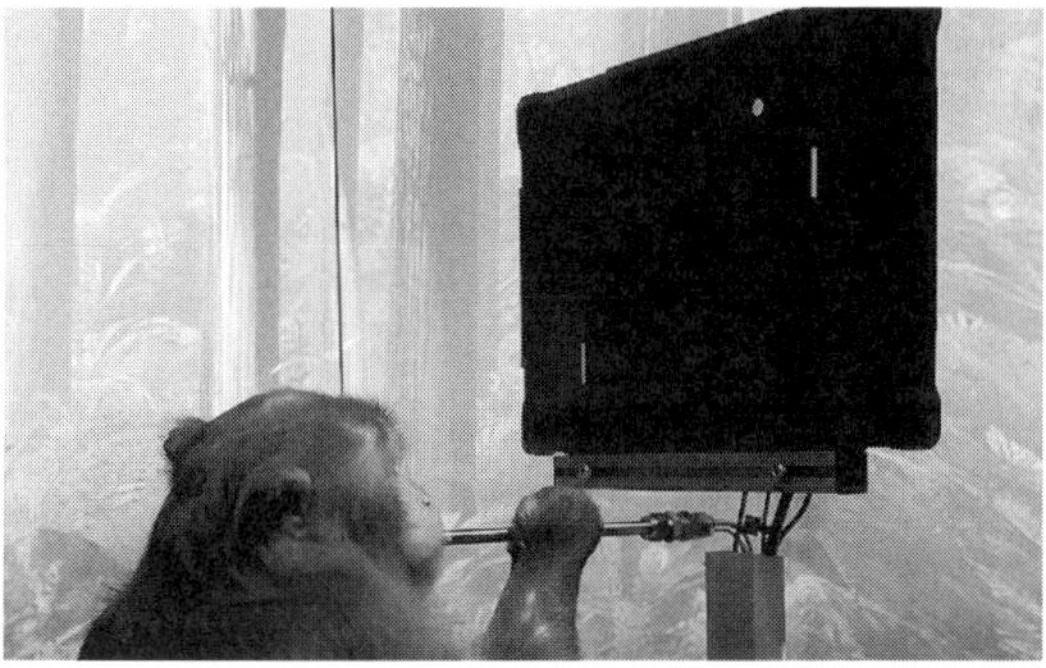

サルの脳には脳活動を記録する電極が埋め込まれている。
サルは、自分の脳活動に応じて動くカーソルを利用してゲームをプレイする
*〈Monkey MindPong - by Neuralink〉
https://www.youtube.com/watch?v=rsCul1sp4hQ より

今回Neuralinkが発表した「脳活動のみでゲームをプレイする」ことも、ＢＭＩの応用と考えることができます。すなわち、「サルがゲームのカーソルを上に動かそうとしているとき」と「下に動かそうとしているとき」の脳活動が異なることを利用して、前者の脳活動が検出された場合にはカーソルを上に動かすような、後者の場合にはカーソルを下に動かすような設定を、あらかじめコンピューター側にインストールしておくのです。こうすることによって、サルはコントローラーを一切使わずとも、脳活動だけで卓球ゲームをプレイすることができるようになるというわけです。

さて、この発表は何が新しく、どんな点

がすごいのでしょうか？　このことを考えるために、まずは「新しくない点」から確認しましょう。

それは、「**サルが脳活動だけでゲームをプレイすることは、脳研究の世界ではすでに達成されている**」ということです。代表的なものとして、デューク大学のミゲル・ニコレリス先生によって２０１１年に行われた研究があります。この研究では、「サルがコンピューター上のバーチャルアームを操作して報酬を手に入れる」ことに成功しています。これは、科学的には２０２１年のNeuralinkの成果と同等と言ってよいでしょう。

さらに２０１５年には、同じくミゲル・ニコレリス先生らの研究チームが、「３匹のサルがバーチャルアームを脳活動だけで協力して操作し、報酬を獲得することに成功した」という研究を発表しています。この研究は３匹のサルが協力してゲームをプレイしているという点で、Neuralinkの発表を上回っていると言えます。

このように、神経科学の世界では「サルが脳活動だけでゲームをするという成果は7年以上前に達成されている」ことを正しく認識する必要があります。もちろんNeuralinkのメンバーもそれは十分承知しており、彼らの公式ページの、

― Neuralink's technology builds on decades of research.（Neuralinkのテクノロジーは ―

——（脳研究における）何十年もの成果の上に成り立っている。）——

という記載からは、過去の研究に敬意を払っている様子がうかがえます。

ではNeuralinkの発表は、どのような点で新しく、優れていたのでしょうか？　個人的には、以下の3点が挙げられると思います。

1　サルに1024チャンネルの電極を埋め込んで脳活動を記録した
2　将来的な実用化を見込んだ各種デバイスの設計
3　成果を出すスピード感

それぞれ見ていきましょう。

1　サルに1024チャンネルの電極を埋め込んで脳活動を記録した

従来の研究では、埋め込む電極数は100チャンネルから多くても数百チャンネルというのが一般的でした（先ほどのニコレリス先生の研究でも、電極数は100程度です）。ところが、今回用いられたのは１０２４チャンネルの電極であり、従来と比べて単純に数倍から10倍の規模です。データ量が増えることのメリットは近年の人工知能業界を見ていても明らかであり、活動を記録できるニューロン数の増加は、これまで想像もできなかったことを可能にするポテンシャルを秘めています。

２０１９年7月や２０２０年8月の時点で、彼らはこの電極についてアピールしていましたが、実際にサルに埋め込み、きちんと機能した点が印象的です。サルの脳はネズミやブタと比べて格段に人間に近いので、サルの脳できちんと機能することは人間への適用も十分に可能だと考えられるからです。

この点だけでも、今回のNeuralinkの発表は十分に意義があると思います。

2　将来的な実用化を見込んだ各種デバイスの設計

二つ目は、「将来的な実用化を見込んだ各種デバイスの設計」です。もちろん、この発表は科学的な成果としても意義あるものでした。ですがそれだけでなく、リアルタイム性、スマートフォンとのペアリング、ソフトウェアのデザインなどをはじめとして、Neuralinkの発表からは「絶対に製品化し、世界中に普及させるんだ」という強い意思を感じました。

今後脳研究の成果が社会に普及するためには、ただ単に科学的な成果をアピールするだけでは明らかに不十分であり、テクノロジーやビジネスのプロフェッショナルとの適切なコラボレーションが不可欠だと筆者（紺野）は考えています。Neuralinkの発表は「脳研究がすでに達成できていたこと」にテクノロジーやデザイン、プロモーションの力が存分に組み合わせられていました。それにより、これまで興味がなかった層にまでアピールできた点が大きな進歩だと感じます。

3　成果を出すスピード感

三つ目は「成果を出すスピード感」です。脳研究の世界では、１本の論文を出すのに数年かかるのが当然となっています。そんな中、２０１９年7月に行われた最初の報告会から、わずか1年半でここまでたどり着いたことに驚きを隠せません。壮大なビジョンと莫大な資金で優秀な脳研究者・脳外科医・エンジニアをかき集めた、まさに『アベンジャーズ』のようなドリームチーム。そこから生み出される目のくらむようなスピード感に驚くばかりです。世界中の研究者がそう感じているのではないでしょうか。

Neuralinkのテクノロジーの疑問点

このように、Neuralinkは彼らの思い描く未来を実現させるために、着々と成果を積み上げていますが、一方で彼らの発表には、脳研究の観点からいくつか気になる点や不安な点もあります。

以降でそれらについて見ていきましょう。

・サルは本当に念じるだけでカーソルを操作しているのか?

Neuralinkが発表した動画（図2－28）を見ていると、「脳活動だけでカーソルを操作している」と言いながら、サルはジョイスティックや顔を大きく動かしています。このような身体の動きは脳活動に大きく影響を与えます。そのため、「カーソルを動かそうという意図による脳活動」ではなく、「ジョイスティックや顔の動きで生じる〝ノイズ〟としての脳活動」によってカーソルが操作されている可能性は否定できません。

BMIの研究では、このようなノイズは真っ先に除去しなければなりません。Neuralinkの研究者たちがこの点に気づいていないはずはないので、「サルは本当に〝念じるだけ〟でカーソルを操作しているのかどうか」について、続報が待たれるところです。

・電極の劣化を防ぐことができるのか？

一般に、脳に埋め込む電極は時間とともに性能が低下します。Neuralinkが発表した論文中では「一生使える電極を作製した」と主張されていますが、根拠となる技術は記載されていませんでした。２０２１年時点で、脳に埋め込んだ電極の劣化を数十年単位で防ぐ方法は存在しません。

脳に電極を埋め込むという行為は、「性能が劣化したから埋め直す」ことが気軽にできるものではありません。２０２０年の発表イベントでは、「埋め込んだ電極を後日取り外してもブタは障害なく生活できている」という発言がありました。これは、将来的に電極の劣化が生じても電極の交換ができるというアピールかもしれません。しかしながら、電極の抜き差しを行うと周辺組織にダメージが生じることは不可避であり、電極を再度埋め込むことは非常に困難です。

今後Neuralinkがこのデバイスを普及させようと思った場合には、この電極の劣化が最大の問題点になると考えられます。

・脳深部の血管も避けることができるのか？

Neuralinkは「手術ロボットを用いることで脳の血管を避けて電極を埋め込むことができる」と主張しています。たしかに彼らの提示した動画中では、「脳表面の血管」は避けていることが確認できました。ですが、はたして「外から見えない脳深部の血管」も避けることができるのでしょうか？

これは、熟練した人間の脳外科医でも困難な技術です。脳の血管は、わずかな損傷で手足の麻痺が生じたり、言葉が話せなくなったりと生涯にわたる重大な障害が出現します。そう考えると、深部の血管も確実に回避できるという保証がなければ、人間に対してNeuralinkの電極を埋め込むことは許されないのではないでしょうか。

・刺せる部位は大脳新皮質だけなのか？

Neuralinkの論文中には「大脳新皮質をターゲットとする」との記載があったので、海馬《かいば》や扁桃体《へんとうたい》といった脳深部の領域に電極を刺すことはあまり想定していないようです。ですが、たとえばパーキンソン病で重要なのは脳深部に位置する「黒質《こくしつ》」と呼ばれる部位ですし、記憶に深く関わる「海馬」をターゲットとしたい場合も出てくるでしょう。たしかに大脳新皮質は理性などを司る重要な領域ではありますが、それに加えて海馬や視床下部といった深部の脳領域にも電極を刺せるようになるかどうかは、Neuralinkの今後を考えるうえで大きな焦点となりそうです。

・頭蓋骨に穴を開けずに済む方法はないのか?

Neuralinkの電極を脳に埋め込むためには、頭蓋骨に穴を開ける必要があります。いくら小さな穴とは言っても、頭蓋骨に穴を開けることは大きな負担です。さらに、その穴を通じて脳内に菌が入ろうものなら、髄膜炎などの命に関わる病気を引き起こしかねません。この点は、Neuralinkが侵襲型のデバイスを目指す限りはなかなか避けられない課題だと思います。

ここまで記したような電極の劣化、脳深部の血管を避けること、そして手術による感染症の問題が解決できない限りは、健康な人間に対してNeuralinkのデバイスを埋め込むことは時期尚早ではないでしょうか。この先Neuralinkがこれらの課題とどう折り合いをつけていくのか、安全性という点でも目が離せません。

イーロン・マスクとNeuralinkは脳と人工知能をどう変えるのか

このように、まだまだ不安な点も多いものの、それでも全体的にはNeuralinkのテクノロジーは素晴らしく、多くの研究者に衝撃を与えました。Neuralinkの発表に対して多く聞かれた感想には、

「ついに『攻殻機動隊』の世界が来るのか」
「意識を機械に移植することで不死が実現するかもしれない」
「ずっとインターネットの世界で生きていきたい」

などがありました。もちろんこういった世界の実現も楽しみですが、一方で研究者としてNeuralinkの発表に感じた驚きは、これらとは異なるものでした。

それは、以下の2点に集約されます。

1　人間への適用が予告された点

2　集中的な資金投下により科学を加速できることが証明された点

それぞれ見ていきましょう。

1　人間への適用が予告された点

前述のように、Neuralinkのプロダクトの性能は驚くべきものでしたが、同じくらい衝撃的だったのは、マスクが「これらを実際に2020年から人間に対して臨床応用したい」と発表したことでした。彼は「まずは四肢麻痺の患者さんに対して電極を埋め込む」と発言しているので、既存のBMI研究の流れを汲んだ「念じるだけでロボットアームや車椅子を操作する」などの適用かと思われます。

FDAへの申請の関係から、さすがに2020年に人間に埋め込むことはできませんでした。ですが、これまで見てきたように、すでに人間に対して電極を埋め込んだ臨床実験は存在するため、近い将来Neuralinkのテクノロジーが倫理審査を通過する可能性は十分にあると思います。

Neuralinkのデバイスは、電極の本数や機能が既存のものに比べて桁違いに進歩しているため、これまでにないBMIが実現したり、脳のメカニズムについてまったく新しい知見がもたらされるかもしれません。どんな結果が得られるか、研究者として純粋にワクワクします。

ただし、マスクを見ていると、いずれは「誰もが電極を埋め込む未来」を想像しているのではないかと感じられます。そのような研究が許されるのでしょうか。アメリカをはじめ世界がNeuralinkの技術を受容するのか注視するとともに、ＢＭＩ技術の倫理面を自分自身がどう捉えるかについても、個々人が考えていく必要があると感じます。

2　集中的な資金投下により科学を加速できることが証明された点

また、これらの発表はマスクがNeuralinkを設立してたった4〜5年で行われました。こんなに短期間で、これほどのブレークスルーが成し遂げられたという事実は衝撃的です。近年、特に日本では「研究に対する予算削減」などが話題となりますが、しかるべき企業や個人がドカンと資金を投資することで、科学は一気に進むのだなと強く思わせられます。

Neuralinkの発表を機に、ＧＡＦＡ（Google, Amazon, Facebook, Apple）などの大企業が脳研究にどんどん投資を増やし、昨今の人工知能業界のように企業とアカデミアの人材の流れがもっともっと流動的になれば良いなと考える脳研究者は多いでしょう。マスクは「Neuralinkによる２０１９年や２０２０年の発表の主要な目的は人材獲得だ」と公言しており、今後Neuralinkには多くの優秀な研究者が入っていくと思われます。

一方でNeuralinkの将来を考えたときに、改めて冷静に検討しなければならないことがあります。**ここまでの話を聞いて、みなさん自身はNeuralinkの電極を脳に埋め込みたいと思うでしょうか？**

前述の通り、Neuralinkはこれらのテクノロジーを人間に適用する際、まずは四肢麻痺の患者さんに用いると明言しています。たしかに四肢麻痺の患者さんに電極デバイスを埋め込むことで、ロボットアームや車椅子を念じるだけで操作することが可能になるでしょう。病気で苦しんでいる方々がNeuralinkのテクノロジーによって救われることは、紛れもなく素晴らしいことです。

しかし、健康な人にとってロボットアームや車椅子を動かしたり、念じるだけでスマートフォンのタイピングができるようになるくらいのメリットで、頭蓋骨に穴を開け、血管に傷をつける危険性や感染症のリスクなどの様々な危険を背負ってまでNeuralinkのデバイスを埋め込みたいと思うでしょうか？　**正直なところ、大多数の人間にとってはリスクの方がはるかに大きいと思います。**Neuralinkのデバイスによるリスクを考えると、しばらくは様子を見たいというのが筆者（紺野）の本音です。

Neuralinkのデバイスが将来的に社会のインフラになるためには、

「頭蓋骨を開けて、多少のリスクを負ってでもNeuralinkのデバイスを刺したい！」と誰もが思うような明確なメリットが必要だと思います。

仮に、以下のようなことができるとしたらどうでしょうか？（図2－29）

・電極で刺激するだけで一瞬で眠りにつける／スッキリ目覚めることができる（睡眠や覚醒を司る領域の刺激）
・電極で刺激するだけで満腹感を感じ、ダイエットができる（食欲を司る領域の刺激）
・電極で刺激するだけでコールドスリープできる（冬眠を司る領域の刺激）

これらができるのならば、Neuralinkのデバイスを埋め込みたいと思う人が多少は増えるかもしれません。

しかしながらこれらを達成するためには、「脳深部の領域に電極を刺すこと」が不可欠です。なぜなら、睡眠や食欲、性欲のようないわば「原始的な欲求」は脳の深い領域でコントロールされているからです。また、記憶や感情といった人間にとって必須の機能も、海馬や扁桃体といった脳深部の領域が担っています。

図２－29　脳を刺激するだけで、
こんなことができるようになる？

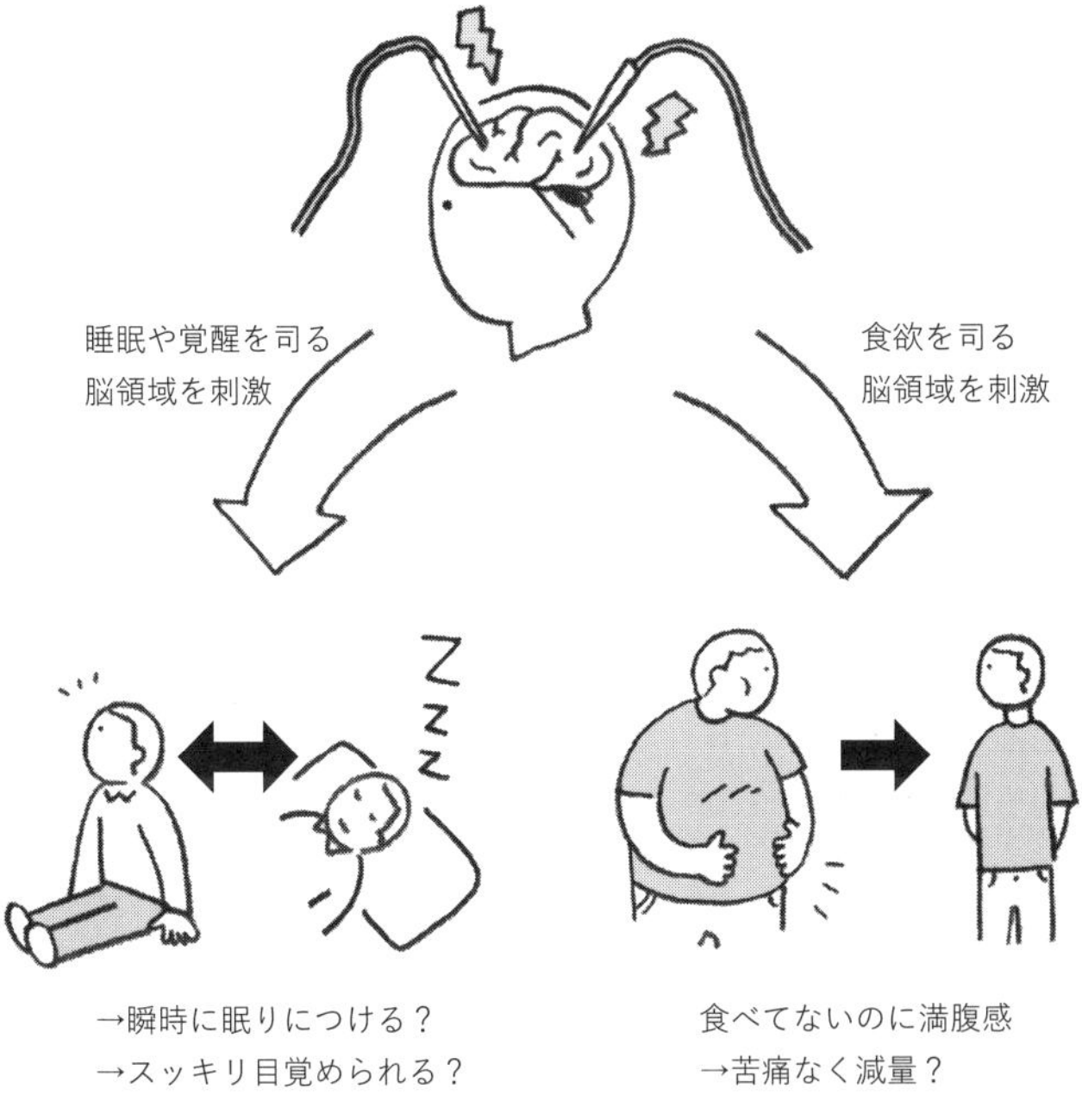
睡眠や覚醒を司る
脳領域を刺激
食欲を司る
脳領域を刺激
→瞬時に眠りにつける？
→スッキリ目覚められる？
食べてないのに満腹感
→苦痛なく減量？

（左）睡眠を司る脳領域を刺激することで瞬間的に眠りにつける、
覚醒を司る脳領域を刺激することでスッキリ目覚められるようになるかもしれない？
（右）食欲を司る脳領域を刺激することで、
食べてないのに満腹感が得られて苦労せずに減量できるかもしれない？

そう考えると、今後Neuralinkのデバイスが多くの人々に受け入れられるためには、前述したような「脳深部へのアクセス」や「様々な安全リスク」といった課題を解決することが最も重要になると思います。

このように、Neuralinkのテクノロジーにはまだまだ解決すべき点が多いものの、それでも2019年以降の発表に対する世間の注目度は強い熱を帯びていました。これだけ多くの人々の注目を集め、脳研究に興味を持つ層を増やしたことは、紛れもなくイーロン・マスクの功績だと思います。

彼らは公式ページで、以下のように言っています。

将来は、電子メールの入力やウェブ閲覧など、コンピューターでできるありとあらゆることが、カーソルの動きを思い浮かべるだけでできるようになります。

私たちの最初の目標は、麻痺を持つ人々にデジタルの自由を取り戻すことです。

その後、私たちは神経疾患や障害を持つ人々の生活の向上に貢献していきたいと考えて

——います。——

大きな野望を抱えながら、ものすごいスピードで突き進むNeuralinkには今後も要注目と言えそうです。

筆者（紺野）がNeuralinkの発表に感じたことは、**「Neuralinkは神経科学をテクノロジーやビジネスと組み合わせることで、ブレインテックを広めようとしている」**ことでした。

科学の進歩を担う中心はもちろん、日々サイエンスに向き合う研究者です。しかし、Neuralinkを見ていると、イーロン・マスクというたった一人の存在が神経科学という学問そのものの進歩を10年単位で早めているようにすら思えます。彼を見ていると、「こういう学問への貢献の仕方もあるのだな」と気づかされます。

日本でも、ＢＭＩへの注目は着実に高まってきているように感じます。２０２０年から内閣府主導で始まったムーンショットプロジェクト「身体的能力と知覚能力の拡張による身体の制約からの解放」では、ＢＭＩ研究を通じて「**２０５０年までに、人が身体、脳、空間、時間の制約から解放された社会を実現する**」という非常に野心的な目標を掲げています。

このプロジェクトには、ＢＭＩの数理的側面に主眼を置いた研究、サルなどの動物を用いた基礎研究、人間での臨床応用を目標とした研究といった幅広い分野が含まれ、国をあげてBMI研究を進めていこうという意志が感じられます。このプロジェクトからはたしてどのような結果が生まれるのか、数年後を期待して待ちたいところです。

また、2021年には脳研究とテクノロジーが融合したブレインテックを社会に広めていくことを目的とした**「ブレインテック・コンソーシアム」**というコミュニティが立ち上がり、様々な活動を開始しています。こういった取り組みを通じて、アカデミアとインダストリーとの結びつきをこれまで以上に強くしていくことは、神経科学が発展するうえで非常に重要だと考えられます。

人工知能業界を見てみると、近年はこれまでにないほどにアカデミアとインダストリーのつながりが増しています。この背景には、基礎研究がきちんとビジネスに結びつくことが示されたという理由が挙げられます。筆者（紺野）は、神経科学においてもこの先人工知能業界のような流れが生まれることを強く望んでいます。

どうすれば神経科学の研究成果がビジネスに結びつき、アカデミアとインダストリーとのつながりを強くすることができるのでしょうか？

あくまで個人的な意見ではありますが、筆者（紺野）は**「神経科学とメタバースの融合」**

に期待しています。メタバースとは、「超」を意味する「meta」と「宇宙」を意味する「universe」が組み合わさった言葉であり、「多次元の世界・宇宙」といった概念を意味します。この発想の根底には、「私たちが普段暮らしている現実世界はあくまで一つの選択肢に過ぎず、誰もが自分の望みに応じて好きな世界で生きていけることが望ましい」という考えがあります。メタバースという単語は２０２１年に入り急速に普及しつつあり、その象徴的な出来事として、２０２１年10月にFacebook社は社名を「Meta」へと変更しました。この変更についてＣＥＯのマーク・ザッカーバーグは、「メタバースはインターネットの未来像であり、Facebookはソーシャルメディア企業からメタバース企業に変わる」と発言しています。

では、「神経科学とメタバースの融合」とはどういうことでしょうか？

一言で言うと、**神経科学の知見やテクノロジーをメタバースにフル活用する**、ということです。筆者（紺野）は、神経科学とメタバースは非常に相性が良いと考えています。たとえば、２０２１年時点ではメタバースと現実世界をつなぐインターフェースはコントローラーやキーボードですが、将来的には脳活動を直接読み取ることで、メタバース内で自在に空を飛ぶ移動や、テレパシーのようなコミュニケーションができるようになったり、脳を直接刺激することで、「絶品パンケーキを食べている」という感覚をデジタルに生み出せるようになったりするかもしれません。

さらに言えば、私たちが感じる世界は究極的には脳活動が作り出したものに過ぎません。そう考えると、将来的に脳についての理解がもっともっと進めば、私たちは自らが望む「世界」そのものを自在に作り出すことができるようになるかもしれません。これは文字通りの意味で「メタバース（複数の世界・宇宙）」と言えるでしょう。筆者（紺野）は、**この「神経科学とメタバースの融合」こそが、アカデミアとインダストリーをつなぐ切り札になるのではないかと、非常に期待しています。**

ここまで見てきたように、Neuralinkの登場やメタバースの盛り上がりは、今まさに融合しつつある脳と人工知能研究の新時代を象徴する出来事かもしれません。

その一方で、これらのテクノロジーは悪用される危険性も孕《はら》んでいます。たとえば、悪意を持った人が他人の脳を直接ハッキングしたらどうなるでしょうか。パスワードや個人情報といった重要な情報を盗まれてしまったり、最悪の場合には脳に強すぎる電流を流すことにより、脳そのものが物理的に破壊されてしまったりするかもしれません。

自らの研究が軍事目的に利用され生涯自責の念に悩まされ続けたアインシュタインの悲劇を繰り返さないためにも、「加速するテクノロジーとどう付き合っていくのか」「人類はどうあるべきか、どの方向へ向かうべきか」という倫理面について、研究者はもちろんのこと、現代に生きる私たち一人一人が考えなければならないことは間違いありません。もはやこれは、待ったなしの課題と言えるでしょう。

こういった倫理面の課題も含めて、加速する脳と人工知能研究の融合の先には、いったいどんな未来が待っているのでしょうか。最終章となる次章では、いよいよ脳と人工知能の融合が創り出す未来について考えていこうと思います。

第3章

脳とAI融合の「未来」

いよいよ本書も最終章となりました。ここまで見てきたように、最近の人工知能と脳研究の進歩はとどまるところを知りません。むしろ、研究の速度が加速しているようにさえ思えます。そして、人工知能と脳の研究とを組み合わせることで、少し前までは想像もできなかったような研究が続々と行われていることも見てきました。

この章では、**脳と人工知能の研究がこの先どう発展していくのか、その「未来」**を考察します。

漫画やアニメで見るような「脳とコンピューターが直接接続される未来」ははたしてやってくるのでしょうか？　言葉を使わずに他人とコミュニケーションをとることは可能なのでしょうか？　結婚や就職など、人生におけるありとあらゆる重大な決断までを人工知能に任せる未来は来るのでしょうか？　ノーベル賞を取るような人工知能が生まれる可能性はあるのでしょうか？　そして何より、人工知能の活用によって私たちの「進化しすぎた脳」のポテンシャルを十分に引き出すことができるようになるのでしょうか？

本章ではこれらの可能性について考察することで、みなさんを近未来にお誘いしたいと思います。最後まで遅れずについてきてくださいね！

池谷脳AI融合プロジェクト

脳の潜在能力を見極める四つの研究

はじめに紹介するのは、私たちの研究室で今まさに進行中のプロジェクトです。

私たちの研究室では、２０１８年10月から２０２４年3月まで「**池谷脳AI融合プロジェクト**」という大規模プロジェクトに取り組んでいます。これは、国立研究開発法人科学技術振興機構（ＪＳＴ）が主宰しているＥＲＡＴＯというプログラムの1テーマとなっています。ＥＲＡＴＯとは、「既存の研究分野を超えた分野融合や新しいアプローチによって挑戦的な基礎研究を推進することで、今後の科学技術イノベーションの創出を先導する、新しい科学技術の潮流の形成を促進する」ことを目的としたプログラムであり、私たちの他にも、稲見昌彦先生率いる「稲見自在化身体プロジェクト」や石黒浩先生率いる「石黒共生ヒューマンロボットインタラクションプロジェクト」など、名前を聞いただけでもワクワクするようなプロジェクトがたくさんあります。

その中でも池谷脳ＡＩ融合プロジェクトでは、**「人工知能（ＡＩ）を用いて脳の新たな能力を開拓し、〝脳の潜在能力はいったいどれほどなのか〟を見極めること」**を大きな目的としています。ここから、私たちのプロジェクトの具体的な内容について紹介していこうと思います。

池谷脳ＡＩ融合プロジェクトでは、四つの研究が行われています（図３－１）。

1　脳チップ移植
2　脳ＡＩ融合
3　インターネット脳
4　脳脳融合

ここではまず、それぞれがいったいどのようなアプローチなのかを簡単に説明します。

図３－１　「池谷脳AI融合プロジェクト」４つの柱

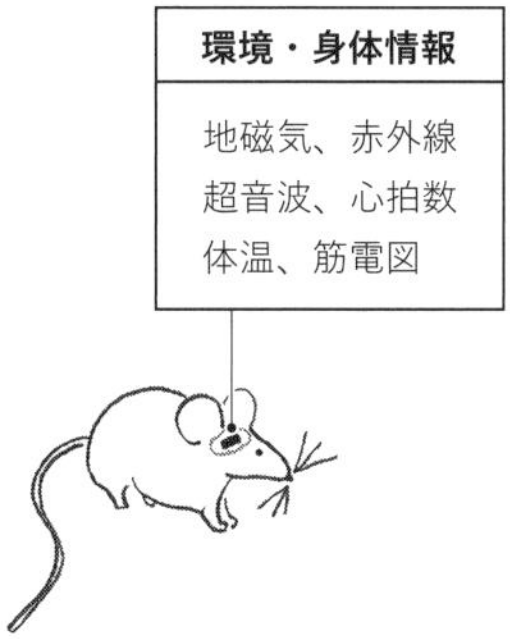

1）脳チップ移植

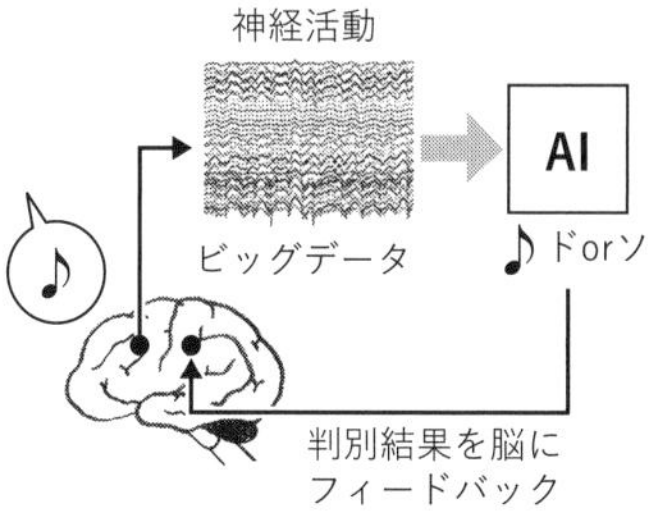

2）脳AI融合

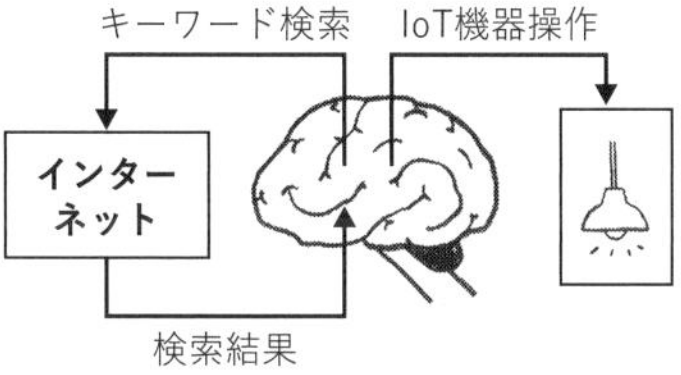

3）インターネット脳

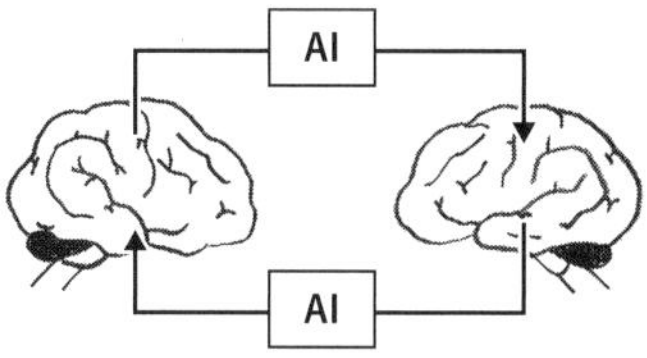

4）脳脳融合

一つ目の「**脳チップ移植**」は、脳にコンピューターチップを移植することで、地磁気や血圧の変化といった本来人間が感知できない環境や身体の情報を脳にインプットします。それらの新たな知覚のインプットにより、脳の機能がどのように変化するかを調べていきます。

二つ目の「**脳AI融合**」は、脳内に存在する情報を人工知能で分析し脳にフィードバックすることで、脳の機能を拡張するというアプローチです。たとえば、わずかな音の高低やメロディーの違いなど、本人が意識的には区別できない情報を人工知能が解読して脳にフィードバックすることで、これらの違いを知覚できるようになるかを調べます。

三つ目の「**インターネット脳**」は、脳をインターネットや電子機器と連携させることで脳活動をもとにウェブ検索や家電操作を行うというアプローチで、脳と環境とをシームレスに接続することを目指します。

そして四つ目の「**脳脳融合**」では、複数の脳の情報を人工知能技術で連結し、個体間で情報を共有します。これにより、言葉や仕草などの古典的な手段を超えた未来のコミュニケーションのかたちを模索するアプローチです。

以降では、これら四つのアプローチについて、より具体的な研究内容を紹介していきます。

1 - 脳チップ移植

一つ目の「**脳チップ移植**」による脳機能の開拓の例は、第1章で紹介した「ネズミの脳に地磁気チップを埋め込むことで、本来は地磁気を感じることのできないネズミが地磁気を『感じて』迷路を解くことができた」という、私たちの研究室で行われた実験です。

復習すると、この研究では視力を失ったネズミの脳に地磁気センサーを含むコンピューターチップを埋め込みました。このチップはネズミが北を向いたときに右脳を、南を向いたときに左脳を電気で直接刺激するように作られています。私たちは、チップを埋め込んだネズミにT字型の迷路を解かせることに挑戦しました。

この迷路は常に東側にエサが配置されているため、迷路を解くためにはコンピューターチップから伝えられる地磁気の情報を利用し、どちらが東なのかを把握しなければなりません。結果としては、コンピューターチップを脳に埋め込んだネズミは、わずか数日後には東がどちらかを正しく判別し、エサを手に入れることができるようになりました。

この研究から分かったことは、「**脳が生まれつき感じることのできない刺激であっても、コンピューターや人工知能の力を借りれば将来的に感じることができるようになりうる**」こ

図３－２　赤外線・紫外線・Ｘ線チップによって、
見えない世界が「見える」ようになる？

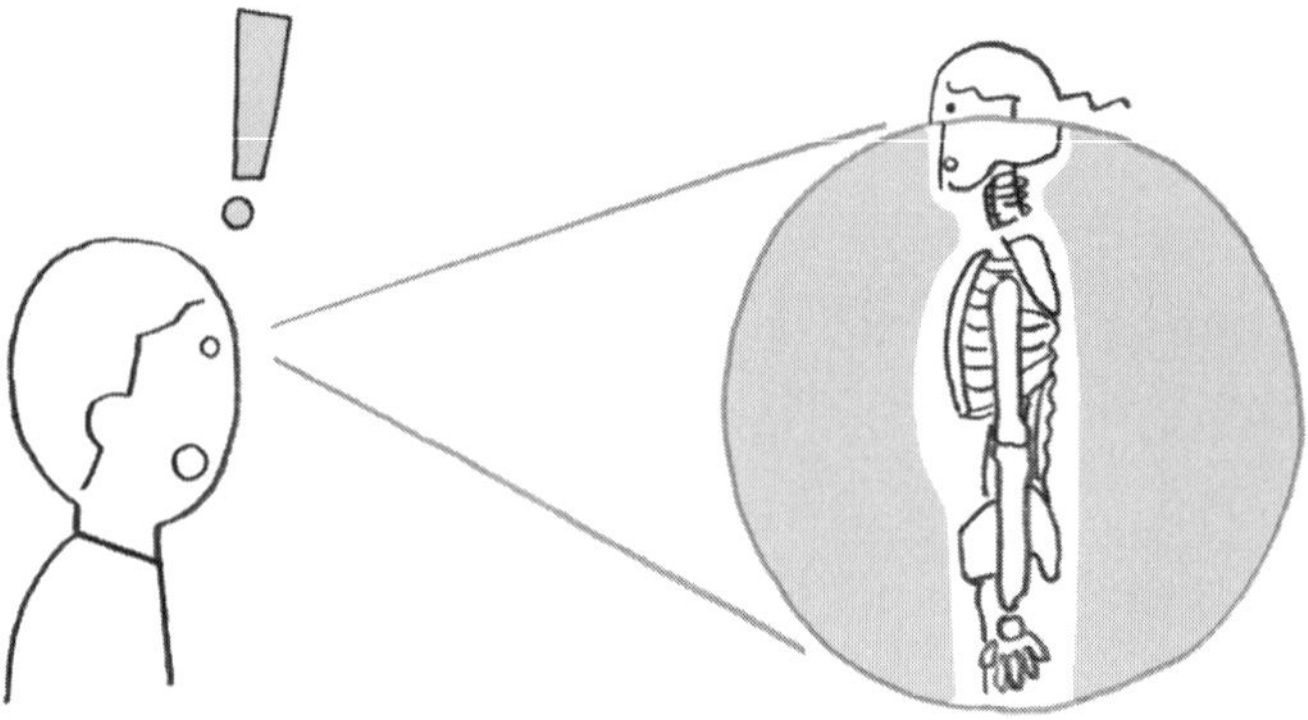

と、**「脳はこれまで経験したことがないような刺激に対しても素早く対応し、その情報を活用できる」**ことです。

では、この研究における地磁気チップを赤外線チップや紫外線チップに置き換えたらどうなるでしょうか？　その場合、赤外線や紫外線が「見える」ようになる可能性があると考えられます。私たちが普段見ているのは可視光のみで彩られた世界ですが、チップの埋め込みにより赤外線や紫外線が「見える」ようになったら、世界はいったいどのように映るのでしょうか？　そんな世界を、一度は見てみたいと思いませんか？

また、Ｘ線チップを埋め込むことにより

X線が「見える」ようになれば、レントゲン検査に頼ることなく体の中の異常を発見できる時代が来るかもしれません（図3－2）。

ここまで、脳は地磁気のような初めて経験する情報であっても、適切なフィードバックが与えられれば素早く活用できることを紹介しました。このように、脳は新たな情報に対しても柔軟に対応できるキャパシティを秘めています。にもかかわらず、私たちは普段これらの素晴らしい潜在能力を十分に活用しきれていないのです。

はたして、脳はどれだけの潜在能力を秘めているのでしょうか？　その潜在能力を使い尽くすことはできるのでしょうか？　これは、人類がまだ誰も知らないことです。

「脳チップ移植」というアプローチを通じて、脳がどれだけの潜在能力を秘めているのかを明らかにすること、それが私たちの大きな目標の一つです。

2－脳AI融合

次に、二つ目のアプローチである「**脳AI融合**」について、私たちが取り組んでいる研究を紹介します。「脳AI融合」は、脳内に存在する情報を人工知能で分析し脳にフィードバックすることで、脳の機能を拡張しようとするアプローチです。これができると、いったいどのようなことが可能になるのでしょうか？

日本人は、英語のLとRの聞き分けが苦手だとよく言われます。たとえば、「光」を意味する〝Light〟と「右」を意味する〝Right〟などです。LightとRightの聞き分けが難しいのは、これらを同じ音だと認識しているからですが、一度立ち止まって考えてみましょう。音が耳から入り脳で処理される過程において、これらの聞き分けの難しさはいったいどの段階で生じているのでしょうか？

そもそも、音とは振動のパターンです。LとRは異なる音なので空気の振動パターンも異なり、鼓膜の振動パターンも異なっているはずです。そして、異なる鼓膜の振動パターンは内耳の有毛細胞によって異なる電気シグナルへと変換され、耳から脳へと伝達されます。そう考えると、音の情報が脳へとインプットされる段階では、LとRは異なる脳活動パターンである可能性が高いと考えられます。

それなのに、LとRの聞き分けが苦手な人は、これらの異なる活動パターンを「同じ音だ」と認識しているわけです。これはつまり、音の情報が脳に入力されてから私たちが認識するまでのどこかの段階で、LとRという二つの情報の違いを見分けることができなくなってしまっていることを意味します。これは、脳内に存在する情報を脳が使いきれていないということです。

そこで私たちが考えているのは、人工知能を活用することで、脳が使いきれていない脳内の豊富な情報をうまく活用できるようにしたい、ということです。

この仮説を検証するため、現在私たちは「**ネズミは英語とスペイン語を聞き分けることができるのか？**」という研究を進めています。ネズミは人間の言葉を理解できないと一般的には考えられており、実際に私たちの研究ではそのことが確かめられました。

どうやって証明したかと言うと、「部屋の中に二つのボタンを用意し、英語が流れたら左のボタンを、スペイン語が流れたら右のボタンを押すとエサが与えられる」という実験環境を用意したのです。ネズミが英語とスペイン語をまったく聞き分けることができない場合には左右のボタンをランダムに選ぶため、エサを手に入れる確率は50％になることが予想されます。一方で、ネズミが英語とスペイン語を聞き分けることができていれば、正解率は50％より高くなるはずです。

結果はほぼ50％であり、やはりネズミにとって英語とスペイン語を聞き分けることは不可能であることが証明されました。

ですが、英語とスペイン語は母音の種類や会話のテンポが異なるため、鼓膜の振動レベルでは二つの言語は異なるパターンを示しているはずです。鼓膜を振動させた音の情報は脳幹を通じて大脳皮質へと伝わっていきます。大脳皮質のうち、音の情報がまず到達するのは一次聴覚野という領域です。

そこで私たちは一次聴覚野から脳波を記録し、その脳波情報から「ネズミが聞いているのが英語なのかスペイン語なのか」を人工知能が区別できるかどうかを確かめました。すると人工知能は、70％以上の確率でネズミが聞いている言語を正しく言い当てることができたのです！

これはすなわち、ネズミの一次聴覚野ではたしかに英語とスペイン語で異なる脳活動パターンが生じており、それを人工知能で検出できることを意味します。にもかかわらずネズミが英語とスペイン語を聞き分けることができないのは、ネズミが音を知覚するまでのどこかの段階において、異なる脳活動パターンをうまく伝達できていないことが考えられます。

そこで私たちは次に、一次聴覚野の脳活動パターンが英語なのかスペイン語なのかをネズミの脳にフィードバックするつもりです。具体的には、一次聴覚野の脳活動パターンが英語であればネズミの右脳を電気で刺激し、スペイン語であれば左脳を電気で刺激します。こうすれば、ネズミは右脳と左脳のどちらを刺激されたかによって英語かスペイン語かを判別でき、エサを手に入れることができるようになると予想しています（図3－3）。

この研究が成功すれば、「脳内に存在するにもかかわらず私たちが普段活用できていない情報」を、人工知能のサポートにより有効活用できるようになります。将来的にはたとえば、わずかな音の高低を聞き分けることで、絶対音感の習得などにつながるかもしれません。

さらに、「脳AI融合」の可能性はそれだけにとどまりません。ネズミが英語とスペイン語を聞き分けるということを人間で例えると、いわば初めて聞く宇宙人の言語を聞き分けるようなものです。そう考えると、**脳AI融合は人間が本来獲得できない未知なる能力の習得も可能にするかもしれません。**

AIという強力なパートナーの力を借りることで、脳はいったいどこまでのことができるようになるのでしょうか。脳AI融合というアプローチも、脳が秘めた潜在能力を明らかにするという私たちの大きな目標につながっているのです。

図3－3　英語とスペイン語を
聞き分けられるようになる？

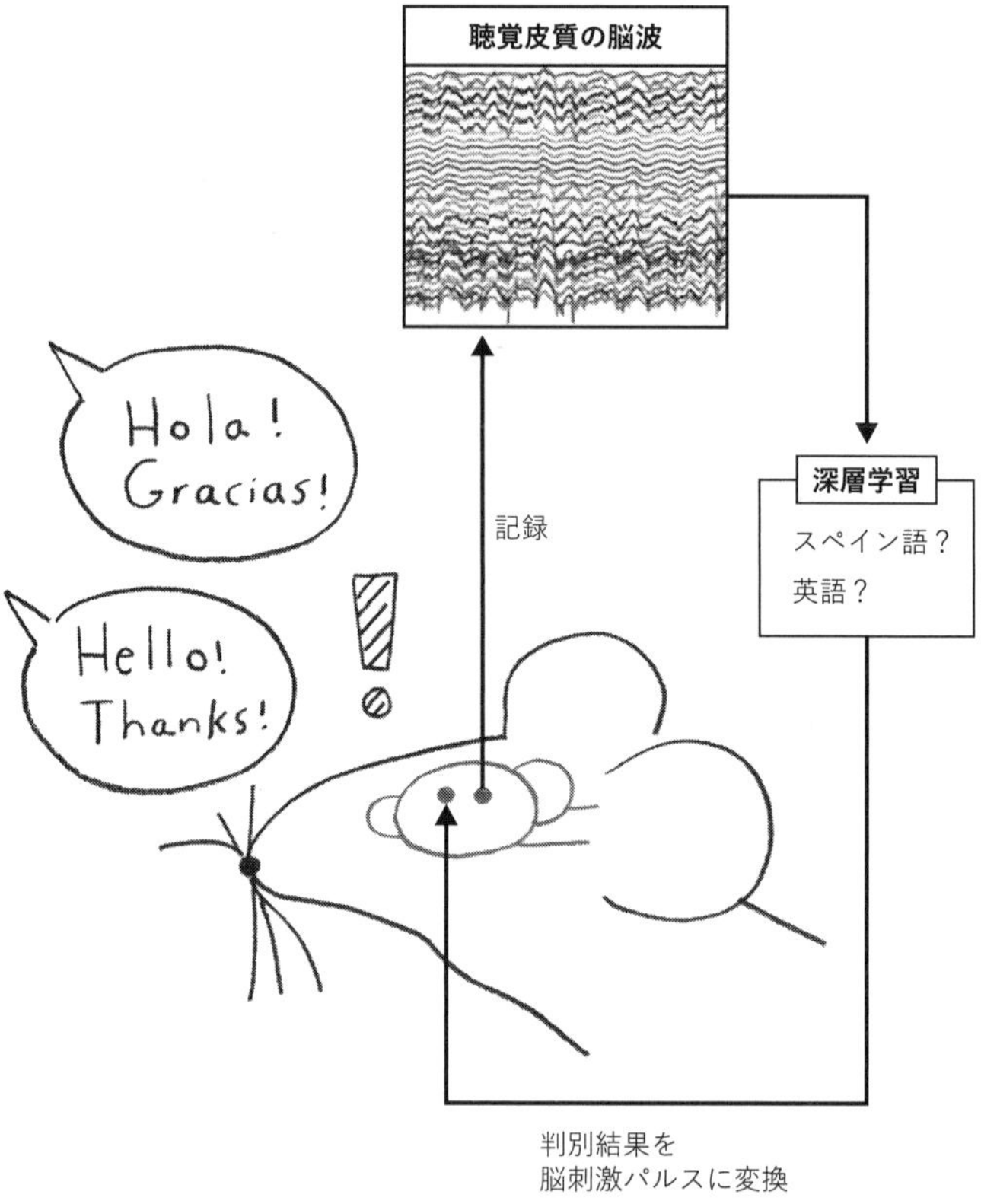

自分が聞いているのは英語とスペイン語のどちらなのかを人工知能が判別し、ネズミにフィードバックする。これによって、最終的には人工知能なしでも英語とスペイン語を聞き分けられるようになることが期待される

3-インターネット脳

三つ目の「**インターネット脳**」は、脳をインターネットや電子機器と連携させることで脳活動をもとにウェブ検索や家電操作を行うというアプローチで、脳と環境とをシームレスに接続することを目指します（図3-4）。

このアプローチに関して私たちが進めている具体的な研究は、「**ネズミが脳波を用いて部屋の明るさを自在にコントロールする**」というものです。

はるか古代、人類は太陽とともに起き日没に合わせて眠るという生活を続けていました。その状況が変わったのは、数十万年から数百万年ほど前に火が日常的に使われるようになってからだという説があります。火を自在に扱えるようになり、人類は夜間も行動することが可能となりました。さらに19世紀後半になると、エジソンが発明した白熱電球が普及し、人々は自らが暮らす環境の明るさを太陽に制約されることがなくなりました。夜間でも、昼と変わらないほど明るい部屋で過ごすことができるようになったのです。

一方で、人間以外の動物にとって、環境の明るさを自在にコントロールすることは困難です。せいぜい日陰や土の中に隠れるくらいでしょう。もし動物が人間のように環境の明るさ

図3－4　脳をインターネットにつないだらどうなるか

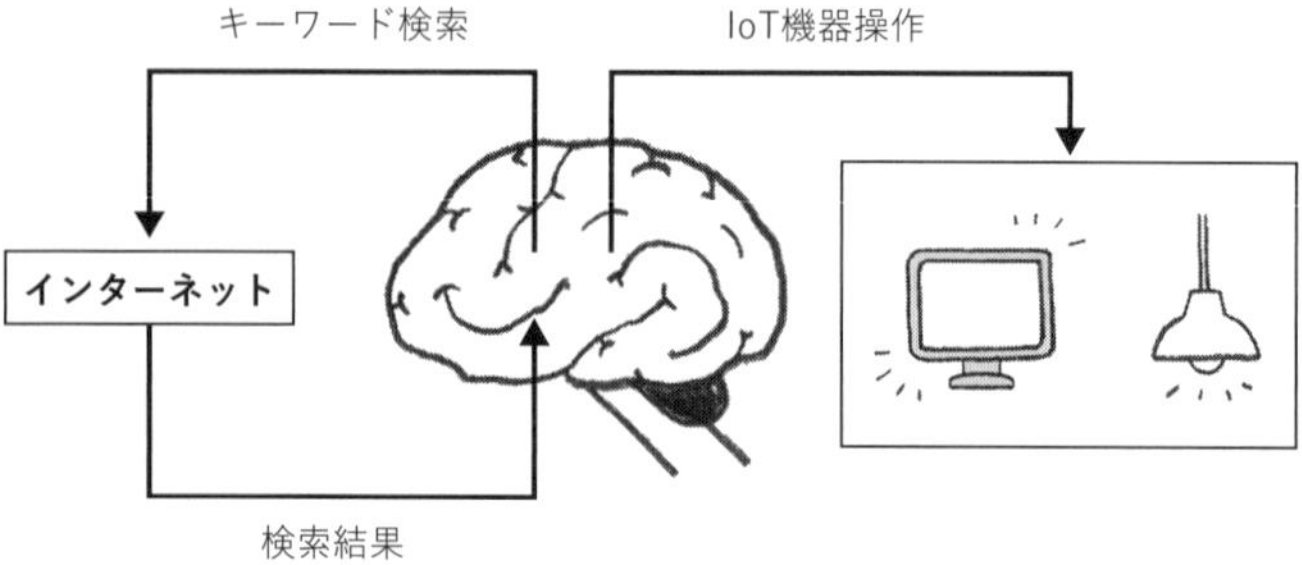

念じるだけでキーワードをインターネット検索して
直接脳にインプットできたり、
家電のスイッチを操作できるようになったりもする？

をコントロールできるようになったとしたら、行動や脳活動にどのような変化が見られるでしょうか？　彼らの生活リズムに変化が現れるかもしれませんし、もしかしたら一日のうち3、4時間しか寝ないネズミや16時間以上も寝るネズミの存在が判明するかもしれません。

このように、動物が環境の明るさを自在にコントロールすることにより、様々な科学的発見が期待されます。

私たちはまず第一歩として、「部屋の中に二つのボタンがあり、片方を押すと部屋が少し明るくなり、もう片方を押すと部屋が少し暗くなる」という環境でネズミを飼育してみました。するとネズミは自ら部屋

図３－５　ネズミが脳活動だけで部屋の明るさをコントロールできるようになる？

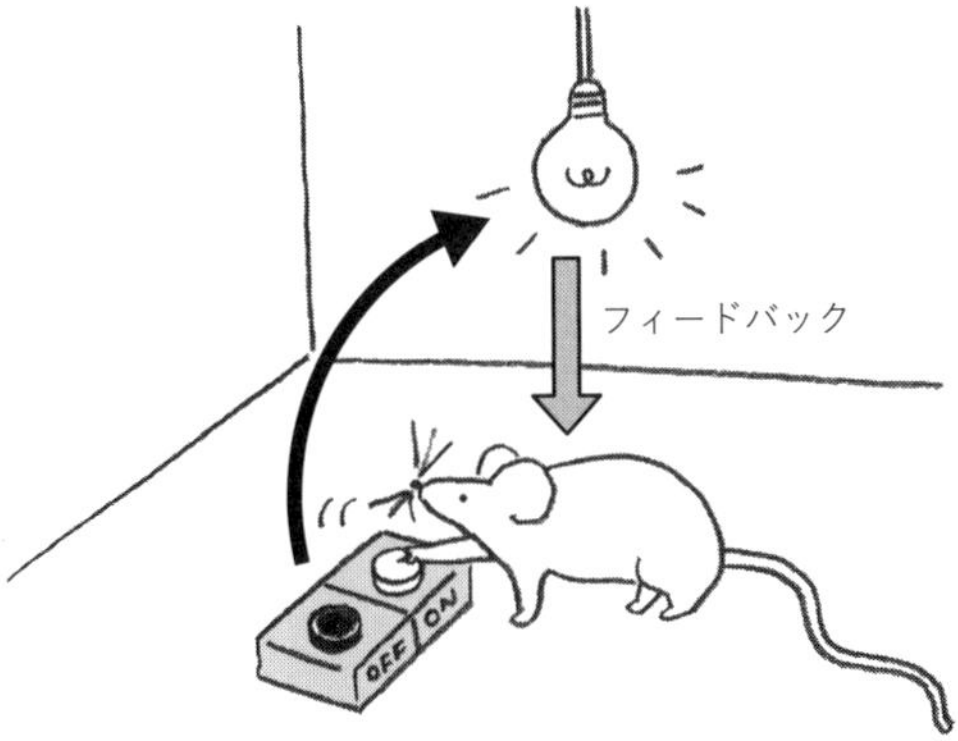

ネズミがボタンを押すときの脳活動を人工知能に組み込むことで、将来的には脳活動だけで部屋の明るさを自在にコントロールできるようになると期待される

の明るさをコントロールするようになりました。興味深いのは、どのくらいの明るさを好むかがネズミごとに異なりそうだ、という点です。現時点ではこのように、ネズミがボタンを押すことで環境の明るさが変化しますが、いずれは「ネズミがボタンを押すときと似た脳活動が現れたら環境の明るさが変わる」ようにプログラミングしておくことで、明るさを脳波によってコントロールできるようにするつもりです（図3－5）。

将来的にこれらの技術が人間に応用されれば、脳波による部屋の照明の操作や、念じるだけでインターネットの検索ができるようになるかもしれません。

歴史を振り返ると、19世紀後半に電力システムが普及し始めた当初は、そこから電話やコンピューターといった応用方法が生まれることは、誰も想像していなかったでしょう。そう考えると、**脳とインターネットの接続が当たり前になった未来では、今の私たちには想像もつかない活用法が続々生まれることは間違いありません。**脳とインターネットの接続によりいったいどれほどのことができるようになるのか、私たち自身も注目しています。

4－脳脳融合

池谷脳AI融合プロジェクトの最後の柱である「**脳脳融合**」では、複数の脳の情報を人工知能技術で連結し、個体間で情報を共有することを目指します。そうすることで、言葉や仕草などを超えた未来のコミュニケーションの在り方を模索しようとするアプローチです（図3－6）。

これだけだと、突拍子もないアイディアに聞こえるかもしれません。しかし実は、「脳脳融合」の手がかりとなる研究が過去にすでに行われています。

その一つは、「お互いに目を見つめ合うことで脳の活動がシンクロする」という研究です。この研究は、アイコンタクトをしている2人の脳は、同じ領域が同期して活動しやすい

図3－6　脳脳融合──複数の脳を連結する

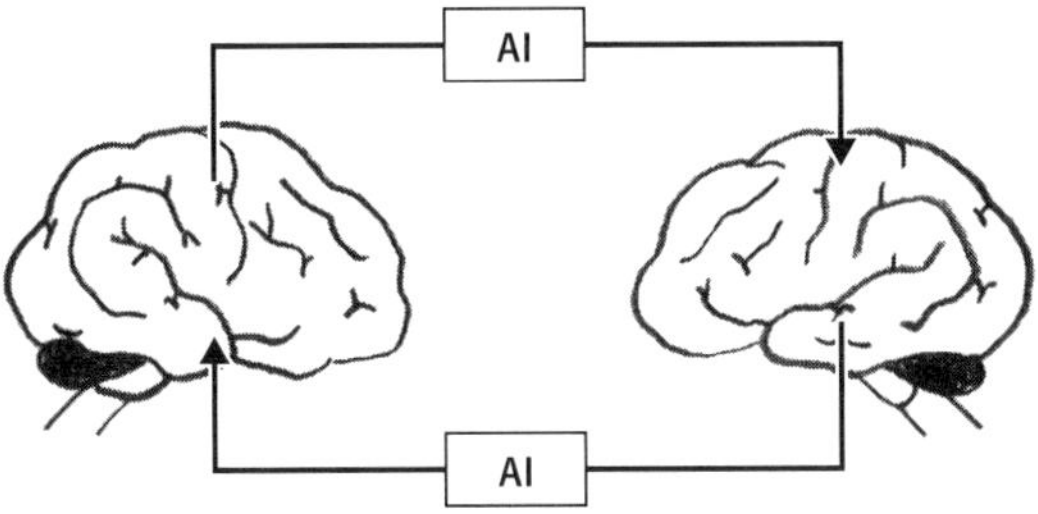

というものです。

また、似た内容として、「授業中の先生と生徒の脳活動がシンクロする」という研究もあります。この研究で驚きなのは、生徒の脳が先生の脳と同じタイミングで活動するほど授業の理解度が高いという結果が得られたことです。授業というのは、文字通り先生と生徒が力を合わせて作り上げていくもののようです（図3－7）。

将来的には、授業中の脳活動が常に記録され、先生とのシンクロ度合いが低くなったら注意される、なんて時代が来るのかもしれません。

こういった、「コミュニケーション中の人々の脳でどのような現象が起きているのか」というテーマは近年注目を集めていま

図3－7　先生と生徒の脳活動がシンクロするほど授業の理解度が高かった！

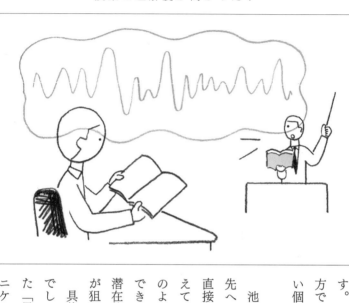

す。これらの研究はとても興味をそそる一方で、あくまでも物理的に連結されていない個々の脳を対象としています。

池谷脳AIプロジェクトではさらに一歩先へと進み、人工知能を用いて複数の脳を直接連結する「脳脳融合」を行いたいと考えています。そして、連結された脳ではどのようなことが起きるのか、いったい何ができるようになるのかを明らかにし、脳の潜在能力の限界を探っていきたいというのが狙いです。

具体的にはどのような研究が考えられるでしょうか？　たとえば、第1章で紹介した「異なる大陸にいるネズミの間でコミュニケーションに成功した」というミゲル・

ニコレリス先生らの研究はとても参考になります。

この研究は、アメリカのネズミが左右どちらかのボタンを押したときの脳波の情報をインターネットを介してブラジルへ送り、ブラジルにいるネズミの脳を直接刺激することで、ブラジルのネズミはアメリカのネズミが選んだボタンを当てることができるようになったというものでした。この研究では、アメリカとブラジルという、異なる大陸にいる2匹のネズミがリアルタイムでコミュニケーションを行うことに成功しています。

他にも、**「複数のネズミの脳をコンピューター素子のように扱うことで、〝BrainNet〟を構築した」**という研究もあります。いったいどのような研究でしょうか？

コンピューターを構成する一つ一つの素子は、何らかの入力が入った場合に0か1で出力を行います。そして、大量の素子を用いることで、複雑な計算を行うことができるのです。

この研究では、4匹のネズミの脳に電極を埋め込み、それらの脳活動を組み合わせることで様々な計算を行うことを目標としました。私たちが普段使っているコンピューターは半導体を素子として利用していますが、BrainNetでは各個体の脳情報を0か1かで判別し、それらを計算の素子として用いるということです。

詳細は省略しますが、結論としてそれぞれの脳は計算の素子としてきちんと機能し、四つの脳からなるBrainNetは、画像分類や天気予報というタスクを行うことができたのです！　さらに、その成績は一つの脳だけを用いる場合よりも高いという結果が得られました。これは、とても夢がある結果です。

このように、生物を計算素子として用いるコンピューターを「Biological Computer」と呼びます。また、脳と脳との連結は**「Brain-Brain Interface（ＢＢＩ）」**と呼ばれます。Biological ComputerやＢＢＩの分野はまだまだ発展途上であり、要注目の分野と言えるでしょう。

とは言え、この研究には限界もあります。この研究で行われた画像分類や天気予報というタスクは従来のコンピューターが極めて得意とする分野であり、BrainNetよりもはるかに良い成績を示します。今後Biological ComputerやＢＢＩの研究を進めていくうえでは、「脳と脳を連結するからこそできることは何か」を考えていく必要があるでしょう。

たとえば、**脳と脳の連結により、自分と他人の脳内にあるアイディアの素子がランダムにつながる可能性が生まれる**ことは大きなメリットだと思います。

iPhoneを生み出したスティーブ・ジョブズは、「イノベーションとは点と点とをつなげること（Connetcing the dots）である」と言いました。脳と脳との連結によりこれまで出会うことがなかったアイディアの素子が結びつくことは、様々な発見や発明を通じてサイエンス

図3－8　脳脳融合によって
様々なアイディアや情報が結びつく

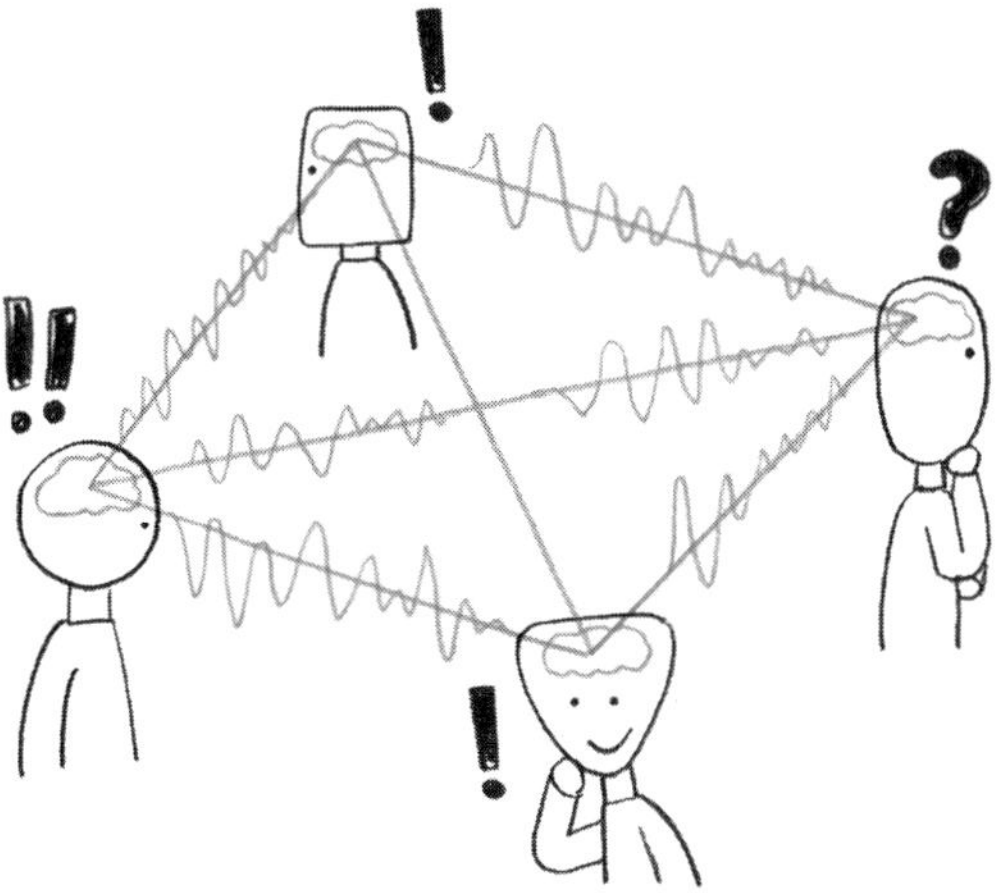

やテクノロジーの進歩を加速するでしょう。

さらに言えば、脳をインターネットや他種族の脳と接続することで、インターネット上のすべての情報や地球上のあらゆる生物との間でアイディアの結びつきが生まれる可能性があります（図3－8）。

脳と脳とを連結した先にいったいどんな未来が待っているのか、想像するだけで胸が高鳴ります。このような研究を通じて次の世界を創っていきたいと考える人が、私たちの研究室の門をたたいてくれることを心待ちにしています。

脳研究における次世代の「三つの目標」

脳研究に残されている課題

本章ではここまで、私たちの研究室で進めている池谷脳ＡＩ融合プロジェクトの具体的な内容や、今後行っていく予定の研究について紹介してきました。**ここからは、脳や人工知能という研究分野でこの先どんな発展が起こりそうなのか、いくつか例を紹介したいと思います。**

これまで見てきたように、近年の脳研究の進歩は凄まじく、さらにその速度は加速しているように思えます。では、脳研究に残されている課題とは何でしょうか？　神経科学を代表する研究者の一人であるニューヨーク大学のジョージ・ブザキ先生は、著書『The Brain from Inside Out』（Oxford University Press）の中で、以下の3点を「次世代の脳研究の三つの目標」として挙げています。

1　高い精度で「脳情報の読み取り」と「脳への情報の書き込み」を行う技術の開発
2　BMIなどを用いた神経・精神疾患の治療
3　赤外線、紫外線、放射線、磁気などの新たなモダリティの知覚獲得

以下で、それぞれについて見ていきましょう。

1－高い精度で「脳情報の読み取り」と「脳への情報の書き込み」を行う技術の開発

一つ目は、**高い精度で「脳情報の読み取り」と「脳への情報の書き込み」を行う技術の開発**です。

そもそも、「脳情報の読み取り」と「脳への情報の書き込み」とはいったい何でしょうか？　**「脳情報の読み取り」**とは、「記録した脳活動から、その人の考えていることや気分を

図3－9　脳研究の最終目標の1つである「脳情報の読み取り」と「脳への情報の書き込み」

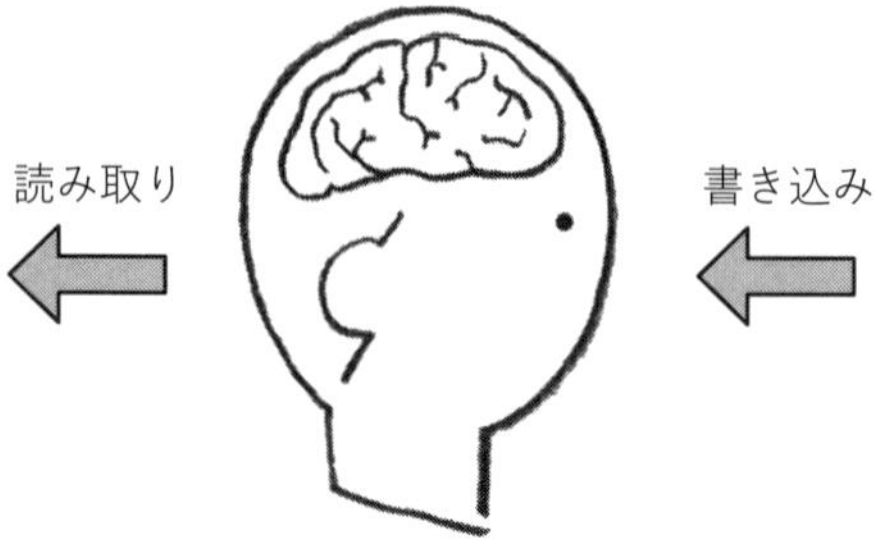

読み取ること」を意味します。たとえば、「脳活動を人工知能で読み取り、その人が考えていることを文章に翻訳する」ことは代表的な例です。

一方、「**脳への情報の書き込み**」とは、「脳を適切に刺激することで、狙った運動や感覚を生じさせること」です。たとえば、「視覚を司る脳領域を刺激することで、実際には存在しないリンゴを〝見える〟ようにする」ことは具体的な例になります。

この「脳情報の読み取り」と「脳への情報の書き込み」を高い精度で行うことができれば、脳のすべてが分かったも同然であり、脳研究者の最終目標とも言えます（図3－9）。

まずは「**脳情報の読み取り**」について考えてみましょう。脳情報を正しく読み取るためには、脳の活動を精度良く記録する技術が不可欠です。

脳に限らず様々な研究分野に当てはまることですが、新たな計測技術の登場はその分野の研究を大きく進めます。たとえば、ガリレオ・ガリレイが地動説を考えつくことができたのは、当時高性能な望遠鏡が作られるようになり、月面や木星の衛星を詳細に観察することができるようになったおかげです。宇宙を見ることのできる望遠鏡が生まれていなければ、地動説の誕生はずっと遅れていたでしょう。また、「近代細菌学の父」と呼ばれるロベルト・コッホは19世紀後半に結核菌やコレラ菌などを発見し、それらが病気を引き起こす原因だということを証明しました。コッホの偉業も、当時の顕微鏡性能の進歩のおかげだと言われています。このように、計測技術の進歩は科学を大きく発展させてきました。

ここで、脳研究における計測技術と、それによる新事実の発見を簡単に振り返ってみましょう。

脳の活動を記録する技術として古くからあるのは、19世紀後半に生まれた**脳波計**です。イギリスの科学者であるリチャード・カートンは、ウサギやサルの脳に2本の電極を埋め込み、電極間に電気が流れることから脳波の存在を発見しました。20世紀に入ると**電子顕微鏡**

が登場し、神経細胞どうしは物理的につながっておらず、シナプスというすきまを介して情報をやりとりしていることが明らかとなりました。

1970年代には**CT技術**の登場により頭蓋骨を開けなくても脳の構造を見ることができるようになりましたし、1990年代には**fMRI（機能的磁気共鳴画像法）技術**が登場しました。頭蓋骨を開けることなく脳の構造や機能を調べることのできるこれらのテクノロジーは、脳の研究に大きな貢献を果たしています（ちなみに、今日の脳研究に欠かせない技術であるfMRIを開発したのは日本人の小川誠二先生です）。

そして近年では、これらのテクノロジーに加えて人工知能の急速な発展により、脳情報の読み取りの精度は加速度的に上昇しています。たとえば、第2章で紹介した「脳の活動を人工知能で読み取り、考えていることを文章に翻訳する」という研究や、「他人が見ている夢を可視化する」といった研究を考えても、そのすごさが分かります。脳情報の読み取りに関しては、間違いなくこの先もさらなる進歩が続くでしょう。

「脳情報の読み取り」に挑戦する企業Kernel

このような脳研究は、これまではほとんどが大学や研究所で行われてきました。ですが最近では、第2章で紹介したNeuralinkのように、企業による研究もどんどん行われるようになってきています。Neuralinkの他にも、アメリカのベンチャー企業である**Kernel**が脳情報の読み取りに関する興味深い取り組みをしているので、ここで簡単に紹介したいと思います。

Kernelは「脳研究のフロンティアを万人に提供する」ことを掲げているベンチャー企業であり、２０１６年にアメリカで設立されました。会社のアドバイザーには、世界的な研究者であるマサチューセッツ工科大学のエドワード・ボイデン先生や、先ほども登場したジョージ・ブザキ先生も含まれており、研究者やサイエンスを非常に重視した企業であることがうかがえます。

２０２０年5月、Kernelは突如として「**最高レベルの脳活動記録デバイスを二つ開発した**」という発表をしました。いったいどのような内容なのでしょうか?

これまでも見てきた通り、脳研究を行ううえで脳活動の記録デバイスの重要性はいくら強調してもしすぎることはありません。Kernelは理想的な脳活動記録デバイスとして、次のような条件が必要であると主張しています。

1　高い精度で脳活動を記録できる

2　安価で使いやすい

3　日常生活での記録が可能

4　脳を傷つけない（非侵襲型）

3点目の「日常生活での記録が可能」について簡単に補足すると、現在利用されている脳活動デバイスはサイズが大きかったり記録中に静止している必要があったりと、研究室用に作られたものが多くを占めます。しかしながら、将来的に脳活動の記録デバイスが世の中に普及するためには、ユーザーが自由に日常生活を送りながら記録できるようにすることが非常に重要です。

これらの条件を考えたときに、Kernelは「現状でそのようなデバイスは存在しない」と考えています。そこで彼らは、2016年の会社設立以来4年の歳月をかけてデバイス開発に取り組むことで最高レベルの記録デバイスが二つ完成したと主張しています。

Kernelが開発した二つのデバイスとはどのようなものなのでしょうか？　それぞれ見ていきましょう。

一つ目は、**「Kernel Flux」**と名付けられたデバイスで、これは**「脳磁図記録法（MEG）」**を用いた脳活動の記録デバイスです。脳磁図記録法とは、「脳の電気的活動により生まれる脳表面の磁場を測定する記録手法」であり、医療の現場においてもてんかん患者の原因部位の同定などに用いられています。

しかし、従来の脳磁図記録装置は巨大であり、記録中に動き回ることが困難でした。Kernel Fluxでは重さ約1・6kgの有線ヘルメット型にすることでその問題を解決し、記録中に自由に動き回ることができるようになったと主張しています（図3－10）。

また、これまでは脳磁図記録を行うには地磁気などの外部の磁場を遮断する必要があったため、部屋全体を厳重な磁気シールドでカバーすることが必須でした。そんな中、Kernel Fluxでは、光ポンピング脳磁図という新しいテクノロジーの採用やその他の工夫により、脳活動記録の精度を保ちつつ小型化や厳重な磁気シールドを不要にするというブレークスルーが成し遂げられています。

今後、Kernel Fluxは非侵襲型の脳活動記録のキラーデバイスになるかも

図3－10　Kernel Fluxのイメージ画像

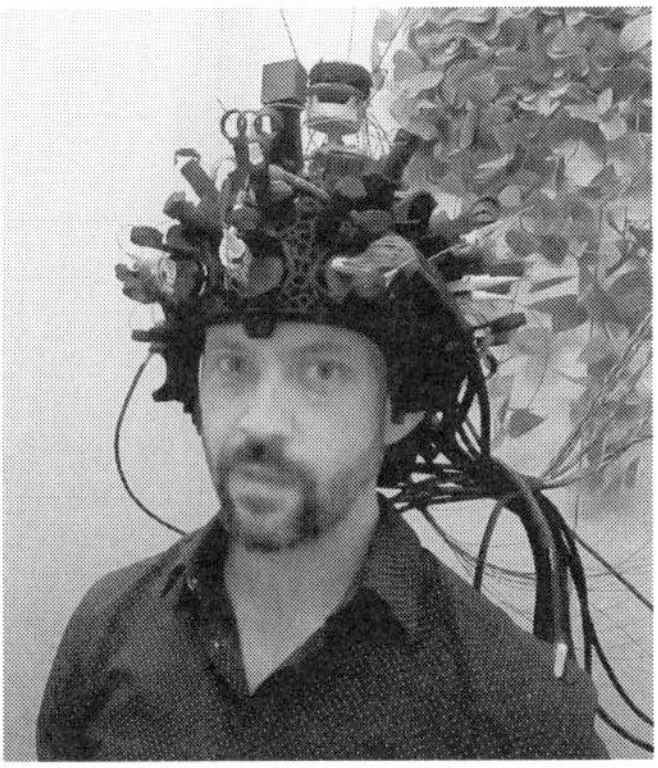

*〈Kernel Flux Technical Presentation - Photonics West 2021 - by Kernel Neurotech〉https://www.youtube.com/watch?v=6QizMOa4ZJM より

しれません。

二つ目のデバイスは「**Kernel Flow**」と命名されており、これは「**近赤外分光法（NIRS）**」を用いた脳活動の記録デバイスです。

近赤外分光法とは、赤外線の一種である近赤外光を用いて頭皮上から脳内の血流の動態を測定する手法です。まだ医療の現場で用いられるには至っていませんが、研究段階では様々な実験が行われています。Kernel Flowは従来の記録装置よりもはるかに小型化され、さらに被験者が記録中に自由に動き回ることができるようになったと主張しています（図3－11）。また、デバイスが数十万円程度で製造可能であることも見逃せません。

特筆すべきは、これら二つのデバイスはいずれも非侵襲型であり、脳を物理的に傷つけない点です。第2章で紹介したNeuralinkは「頭蓋骨を開けて脳に直接電極を刺す」という侵襲的手法を採用しており、侵襲度と引き換えに高い精度で記録ができることを優先しているのに対し、Kernelは多少精度が劣るものの物理的に脳を傷つけない非侵襲的手法を選んでおり、こういった理念の違いも興味深いところです。

このように**Neuralinkは侵襲型、Kernelは非侵襲型において世界最先端のデバイスを作り上げており、この先10年程度で世界中の研究者がNeuralinkやKernelのデバイスを利用する**

という時代が来るかもしれません。

さらにその先、これらのデバイスが一般ユーザーにまで普及するとしたら、NeuralinkとKernelのどちらのデバイスが主流となるのでしょうか？　**先に社会に受け入れられるのは、非侵襲型のKernelの可能性が高いと考えられます。**

たしかに、「脳とコンピューターが物理的に接続する」というNeuralinkの掲げる未来像は刺激的ですが、「頭蓋骨に穴を開けて脳に直接電極を埋め込む」という世界観は、一般の人々にはすぐには受け入れ難いかもしれません。イーロン・マスク自身も明言するように、まずは四肢麻痺の患者などの医療への応用から少しずつ進んでいくことは間違いありません。

その点、身体を直接傷つけないKernelのデバイスは、圧倒的に社会から受け入れられやすいでしょう。開発したデバイ

図３－11　Kernel Flowのイメージ画像

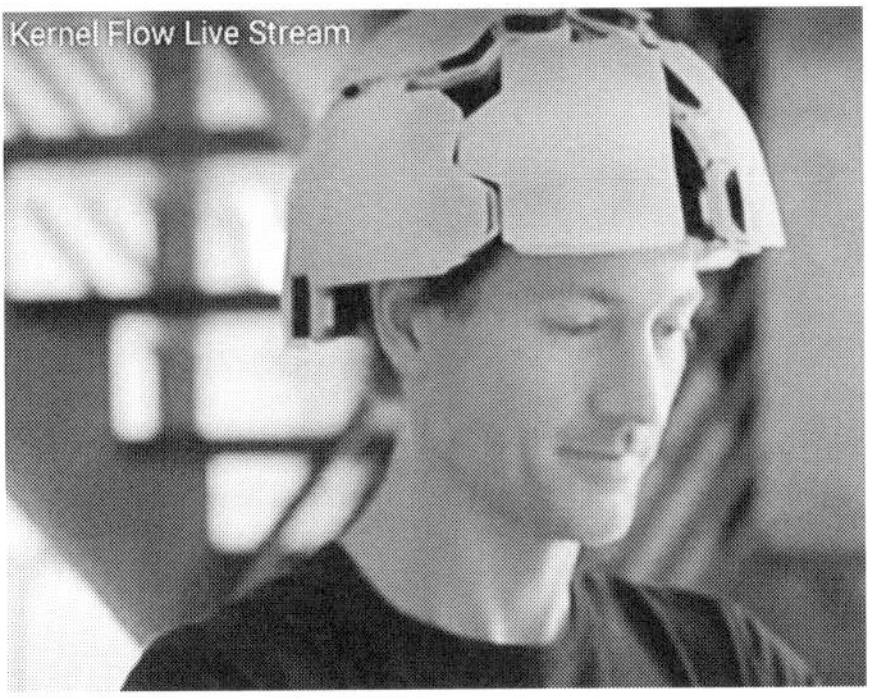

*〈Kernel Flow Live Stream - by Kernel Neurotech〉
https://www.youtube.com/watch?v=RswhkU4eaVA&t=489s より

スをKernelが今後どう活用していくのかは不明ですが、基礎研究・医療・ビジネスいずれにも応用可能だと思います。

結局のところ、**侵襲型と非侵襲型はどちらか一方が正解というわけではなく、両方の選択肢があることが重要です。**今後も、この2社を含めたブレインテック企業の動向を注意深くウォッチすることが必須だと言えるでしょう。

脳への情報の書き込み

ここまで見てきたように、「脳情報の読み取り」については急速な進歩が続いており、見通しはかなり明るいと言えます。

一方で、**「脳への情報の書き込み」**についてはどうでしょうか。**こちらは、脳情報の読み取りに比べてまだまだ遠い道のりであると言わざるを得ません。**「脳への情報の書き込み」はまだまだブラックボックスであり、脳情報の読み取りに比べて分かっていることがとても少ない状況です。

とは言え、脳に情報を書き込む技術にはすでに活用されているものも存在します。代表的なものは人工内耳です。人工内耳は難聴の人にデバイスを埋め込み聴力を取り戻すテクノロ

図3－12　人工内耳のしくみ

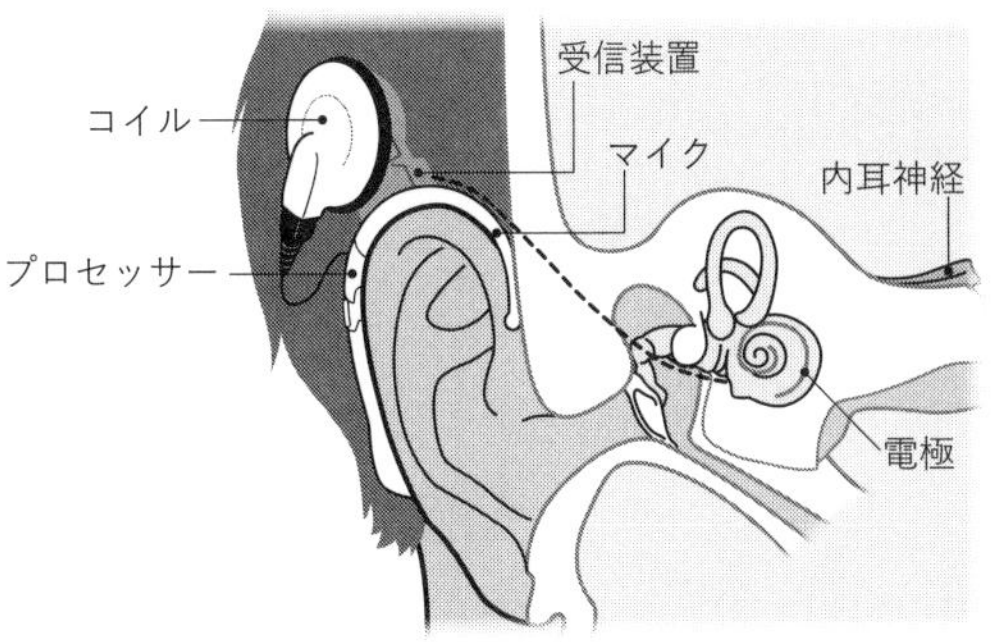

外界の音声はプロセッサーにより電気信号へと変換され、
内耳に埋め込まれた電極を介して
内耳神経が刺激されることで音が聞こえるようになる

ジーです。記録された音はデバイスにより電気信号に変換され、聴覚を支配する内耳神経が刺激されます。人工内耳は「音という情報を脳に書き込むデバイス」であり、脳への情報の書き込みの大きな成功例です（図3－12）。

このように、現時点でもすでに脳への情報の書き込みに成功している例は存在します。ですが、人工内耳は厳密には「脳そのものに情報を書き込んでいる」とは言い切れません。なぜなら、人工内耳は末梢神経を刺激しているからです。人工内耳により刺激される内耳神経は、医学的には末梢神経（図3－13）に属しており、脳そのものではありません。ですから、人工内耳は末梢

図3－13　人体の中枢神経と末梢神経のイメージ

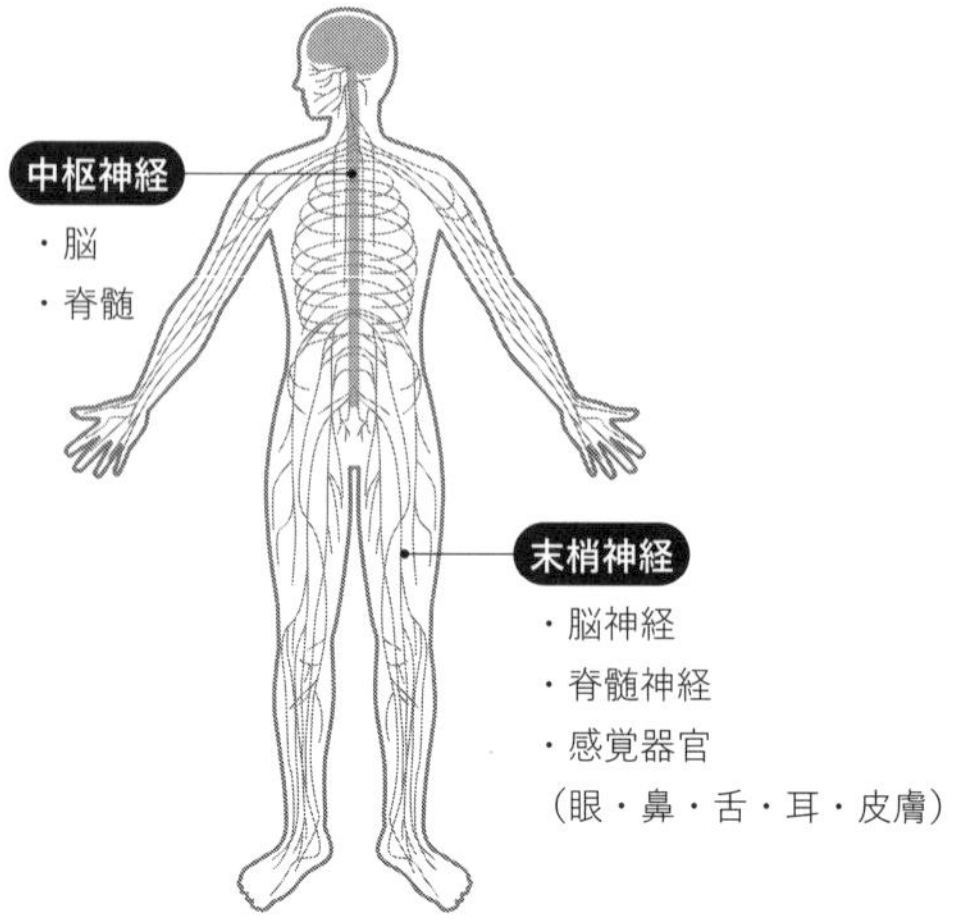

神経を介して間接的に脳にアプローチしていると考えるべきでしょう。私たちが目指すべき「脳への情報の書き込み」とは、大脳皮質や海馬といった脳そのものを直接刺激して情報を書き込むことです。

長い間、「脳への情報の書き込み」については大きなブレークスルーがない状況が続いていました。そんな中、２０２０年に突如現れたのが、第2章で紹介した「**視覚皮質を電気で刺激することで、アルファベットを認識させることに成功した**」という研究です。この研究では、視覚障害者の脳に電極を埋め込み刺激することで、「脳への電気刺激パターンを文字として理解させる」ことに成功しています。

これは衝撃的な結果で、「会話することなく相手に意図を伝える」ことが可能であることが示されたのです。この技術を応用すれば、頭に思い浮かべたイメージを言語化することなく、イメージのまま直接伝えることも不可能ではないでしょう。まさにテレパシーです。この研究は大きなブレークスルーであり、今後脳への情報の書き込みにおいてもどんどん研究が進むことが期待されます。

「脳への情報の書き込み」に用いられる五つのツール

さて、先ほど紹介した研究では電気を使って脳を刺激していましたが、脳の刺激には超音波や光といった他のツールも用いることができ、それぞれに長所と短所が存在します。そこで、脳の刺激に用いられる五つの代表的なツールについて紹介します。

1　電気（侵襲的）

2　電気（非侵襲的）

3　磁気

4　超音波

5　光

各ツールの長所や短所を考える際にキーポイントになるのが、「**空間分解能**」「**時間分解能**」「**侵襲度**」という三つの指標です。これらの観点で考えることで、それぞれの優劣をクリアカットに捉えることができます。

まず、これらの指標について簡単に説明します。

空間分解能とは、「**どれだけ細かく領域を絞って脳を刺激できるか**」という指標です。この性能が低いと、ターゲットにしていない細胞まで活動させてしまい、高い精度で情報を書き込むことは困難です。

次に**時間分解能**とは、「**どれだけ細かくタイミングを絞って脳を刺激できるか**」という指標です。この性能が低いと、意図しないタイミングで脳を活動させてしまうため、これも高い精度で情報を書き込むためには必須の要素です。

最後に**侵襲度**とは、「**そのツールが身体にどれだけ物理的なダメージを与えるか**」という指標です。いかに空間分解能・時間分解能が優れていても、「そのツールを利用するには頭蓋骨を開ける手術が必要だ」と言われたら気軽には手を出せません。

ここからは、この三つの観点から電気（侵襲的）、電気（非侵襲的）、磁気、超音波、光という五つの脳刺激ツールの特徴を見ていきます。ちなみに、脳の刺激ツールを考える場合には、「どれだけ簡単にツールを使えるか」や「深い脳領域も刺激できるか」なども重要なポイントになりますが、ここでは空間分解能・時間分解能・侵襲度という三つの指標に絞って比較しましょう（図3－14）。

1　電気（侵襲的）

電気は脳刺激において歴史が古く、最もよく用いられています。まず、「侵襲的手法」と「非侵襲的手法」についておさらいしておきます。

侵襲的手法とは、頭蓋骨に穴を開けて脳波計や電極を埋め込むような物理的に身体を傷つけるやり方（図3－15）で、**非侵襲的手法**は物理的に身体を傷つけないやり方のことでした。脳に直接電極を埋め込む侵襲的手法は、空間分解能と時間分解能に優れているため、第2章で紹介したNeuralinkもこの手法を採用しています。一方で、侵襲的な電気刺激の欠点は、なんと言っても侵襲度の高さです。頭蓋骨を開ける手術が必要となるため、少なくともしばらくの間、侵襲的な電気刺激が広く普及することは困難でしょう。

図３－14　空間分解能・時間分解能・侵襲度のイメージ

〈空間分解能〉

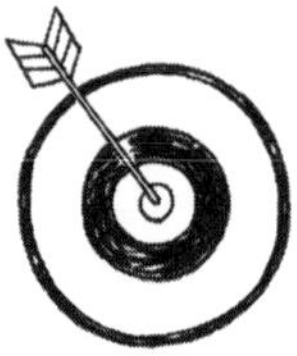

どれだけ「空間的に」
細かく刺激できるか

〈時間分解能〉

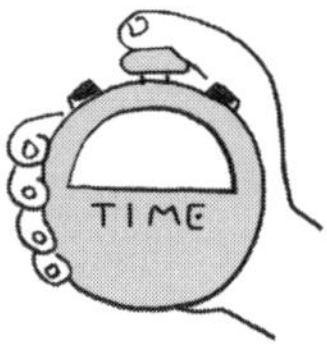

どれだけ「時間的に」
細かく刺激できるか

〈侵襲度〉

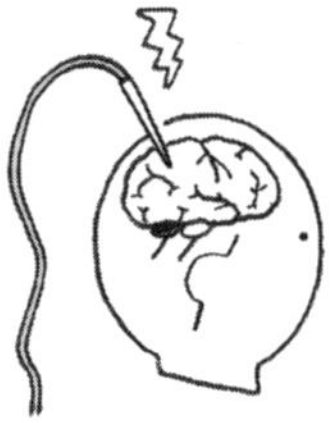

どれだけ身体に
ダメージを与えるか

図3－15　侵襲的な電気刺激のイメージ

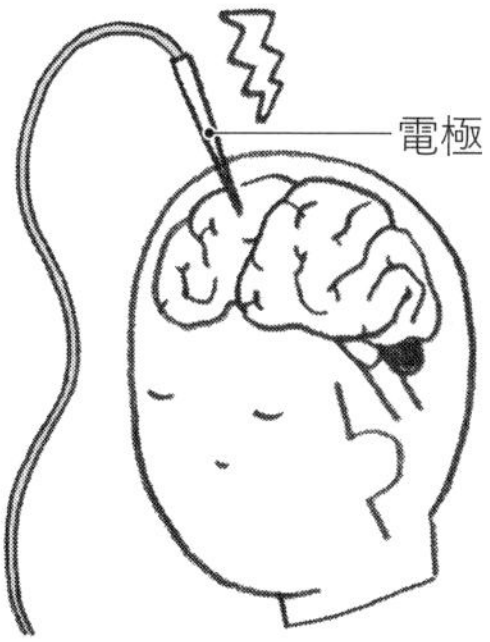

頭蓋骨に穴を開けて電極や脳波計を埋め込み、
脳を直接刺激する。空間分解能と時間分解能に優れている

2　電気（非侵襲的）

次は非侵襲的な電気刺激です。非侵襲的な電気刺激にはいくつかの方法がありますが、代表的なものとして**「経頭蓋直流電気刺激法（tDCS）」**があります（図3－16）。

これは、頭蓋骨の上に設置した電極から微弱な電気を流して脳を刺激する方法で、うつ症状の改善や記憶力向上などの効果が知られています。

非侵襲的な電気刺激法は、手軽かつ頭蓋骨を開ける必要がないという大きなメリットがありますが、空間分解能と時間分解能はここで紹介している五つのツールで最低クラスです。これは大きなデメリットであり、「脳に情報を書き込む」という観点で

図３－16　非侵襲的な電気刺激のイメージ

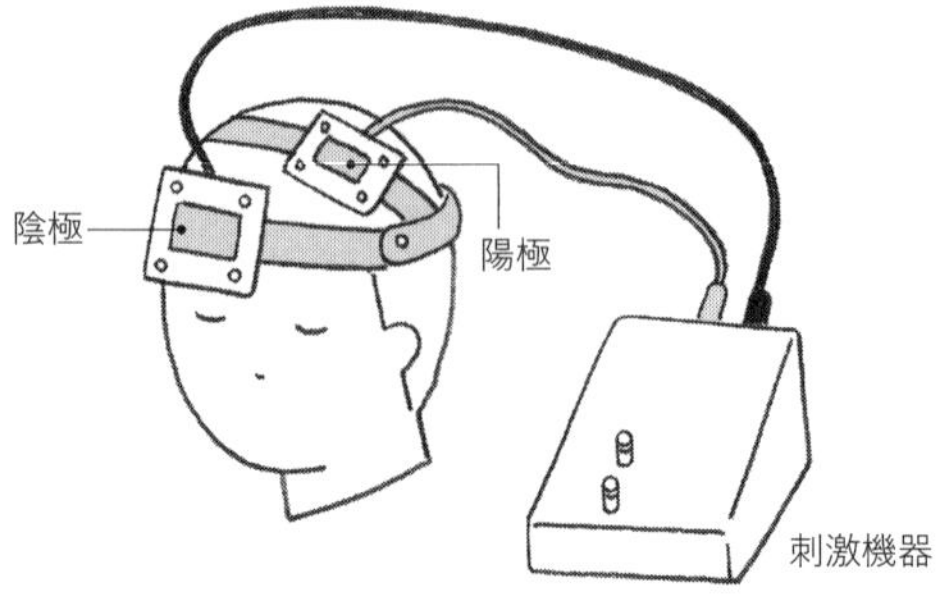

頭皮の上から電極などを貼りつけ、極めて微弱な電気を流して脳を刺激する。
空間分解能と時間分解能は極めて低い

はかなり厳しいと言わざるを得ません。

3　磁気

三つ目は磁気です。磁気による脳刺激は**「経頭蓋磁気刺激法（ＴＭＳ、Transcranial Magnetic Stimulation）」**と呼ばれ、脳の近くに設置したコイルを用いて周囲の磁場を変化させることで脳内のニューロンを刺激します（図３－17）。

磁気による脳刺激は空間分解能・時間分解能ともに電気より上回っており、なおかつ侵襲度もほぼゼロというメリットがあります。臨床医学でも、磁気を用いた脳刺激はうつ病の治療などに用いられており有望な手法ではありますが、それでも高精度の情報書き込みは時間分解能・空間分解能の

図３－17　磁気刺激のイメージ

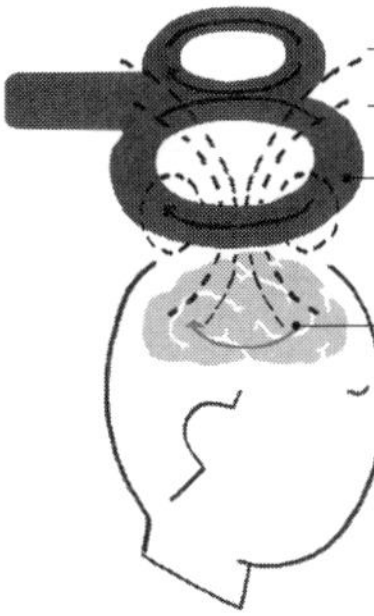

脳の近くに設置したコイルで磁場を変化させ、神経細胞を刺激する。
空間分解能・時間分解能ともに非侵襲的な電気刺激よりは優れているが、
高精度の情報書き込みは困難

点で非常に困難なのが現状です。

4　超音波

四つ目は、超音波を脳に直接照射することで脳を刺激する手法であり、近年注目を浴びている分野です。まだまだ人間におけるデータは少ないですが、空間分解能・時間分解能ともに電気や磁気を上回ると言われており、侵襲度もほぼゼロです（図３－18）。以下では、超音波による脳刺激について少し詳しく説明したいと思います。

超音波とは、「周波数が高くて耳に聞こえない音」のことです。人間に聞こえる音の周波数のことを可聴域と呼び、20Hzから2万Hz程度です。ですので、超音波とは大まかに2万Hz以上の音ということになりま

図3－18　超音波刺激のイメージ

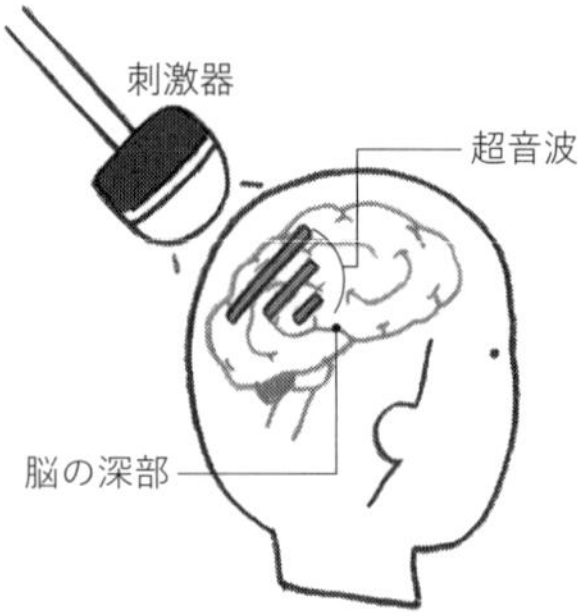

頭蓋骨の上から刺激器（プローブ）をあてて超音波で刺激。
脳の深部まで刺激できて、空間分解能・時間分解能ともに
非侵襲的な電気刺激や磁気刺激を上回ると考えられている

す。

そもそも音とは、「振動が波となって伝わる現象」であり、音は物体を振動させることができます。これはすなわち、音はエネルギーを持っていて対象に影響を及ぼすことができることを意味します。超音波は人間には聞きとれないだけで、その物理的な性質は可聴域の音と変わりません。

そこで、超音波を使うことで脳を物理的に傷つけずに刺激しようという発想が生まれたのです。とは言え、超音波にいったいどんなことができるのでしょうか？

2020年に発表されたスタンフォード大学のウィリアム・ニューサム先生らの研究では、前頭眼野という脳領域を超音波で

刺激することでサルの行動を変化させることができたと発表しています。

脳を物理的に傷つけることなく刺激するツールには電気や磁気もありますが、超音波の利点は電気や磁気よりも脳の領域を小さく絞って刺激ができる点です。脳は領域ごとに機能が分かれており、小さい領域だとわずか数ミリメートルほどです。そして、となりあう脳領域が真逆の機能を担っていることもよくあります。たとえば視床下部という部位には、満腹を司る領域と空腹を司る領域とがごく狭い領域に存在しており、それぞれ食欲を抑える、食欲を湧かせるという正反対の機能を持ちます。

このことを考えると、狙った効果を得るためには、「満腹中枢を刺激するけれど摂食中枢は刺激しない」というように数ミリメートル単位でピンポイントに脳を刺激することが必要です。現時点では、超音波はまだまだ数ミリメートルという細かい刺激はできませんが、それでも電気や磁気よりはかなり精密にターゲットを絞ることができます。この点で、**超音波による脳刺激は有望な手法と言えるでしょう。**

一方で、超音波には注意すべき点もあります。それは、超音波による脳刺激がどのようなメカニズムで作用しているのかがまだ完全に明らかとなっていないことです。２０２０年に行われたある研究では、超音波は神経細胞を直接刺激しているわけではなく、音として耳を介して脳を間接的に刺激している可能性が示唆されています。

もし超音波による脳刺激のメカニズムが耳を介したものであれば、特定の脳領域をピンポイントで刺激することは極めて困難でしょう。今後、超音波による脳刺激のメカニズムが解明されることが期待されます。

5 光

最後に紹介するツールは、光です。光による脳刺激とは、主に**光遺伝学（オプトジェネティクス）**と呼ばれる手法を指します（図3－19）。光遺伝学はこの10～20年の脳研究の進歩を支えてきたテクノロジーの代表であり、近い将来ノーベル賞を取るだろうと言われています。

光遺伝学はこれまで紹介してきた四つの手法のどれをとっても比較にならないほどの空間分解能・時間分解能を誇り、その精度は、狙った1細胞をピンポイントに刺激できるレベルです。

光遺伝学を一言で言うと「**光によって活性化されるタンパク分子を用いて神経細胞を操作する技術**」です。

もう少し詳しく説明すると、光遺伝学では「光によって活性化されるタンパク分子」を神

図3－19　光刺激のイメージ

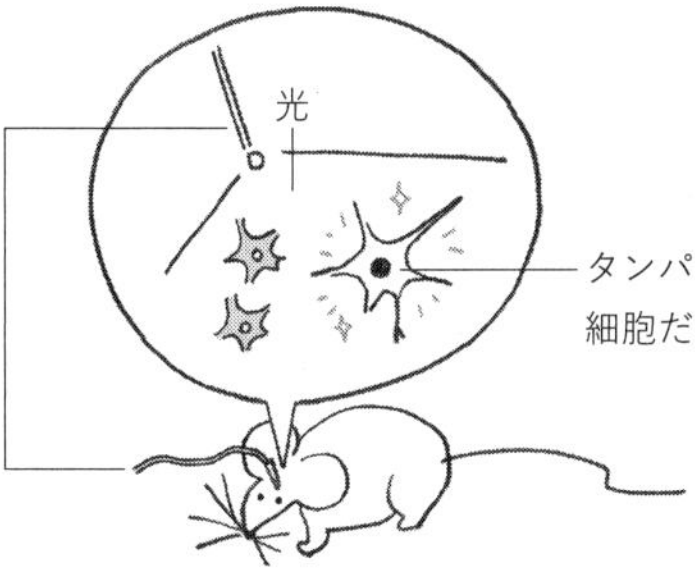

脳に刺した光ファイバーから発せられる光が、
特定のタンパク質が発現した細胞だけをピンポイントで刺激する。
空間分解能・時間分解能ともに、現時点で最高レベルを誇る

経細胞に発現させます。すると、光を当てたり消したりすることで、特定の細胞の活動を自在にコントロールできるようになります。光によって活性化されるタンパク分子を神経細胞に発現させるためには遺伝子改変などの遺伝学的な手法が用いられるため、この技術は光遺伝学と呼ばれます。

光遺伝学がなぜすごいかと言うと、神経細胞の活動を時間的にも空間的にも正確に操作できるからです。いったいどういうことでしょうか？

まず時間分解能について説明します。光活性化タンパク質を発現した神経細胞は、光を当てると瞬時に活動します。その速さはミリ秒単位であり、電気や磁気とは比べ

ものにならないほど優れています。

次に空間分解能を説明します。光による脳刺激は電気や磁気、超音波などの他のツールと異なり1細胞レベルでピンポイントに細胞の活動を操作することができます。さらには光遺伝学を応用することで、「この30分の間に活動した神経細胞」だけを活性化させることや、「ドーパミンを放出する細胞」だけを不活性化させることも可能です。

このように、光遺伝学は時間的・空間的に非常に厳密な制御を行うことができ、従来のツールにおける多くの問題点を解決しつつあります。その結果、脳研究者たちは脳情報の読み取りだけでなく、脳への情報の書き込みについても着実に理解を深めつつあるのです。

ここまで読むと、光による脳刺激が脳への情報の書き込みの大本命だと思うかもしれませんが、話はそう簡単ではありません。**光遺伝学を人間に適用するには、大きなハードルがあるのです。**

それは、「**光遺伝学を用いるには、人間の脳に対して遺伝子改変を行ったうえで、光ファイバーを脳に直接刺す必要がある**」ことです。光遺伝学を利用するには神経細胞に特定のタンパク質を発現させる必要がありますが、このタンパク質はもともと人間の体内には存在しないため、神経細胞の遺伝子改変を行わなければならないのです。それだけでなく、頭蓋骨

図３－20　「脳への情報の書き込み」５つのツールの比較

刺激ツール		電気（侵襲）	電気（非侵襲）	磁気	超音波	光
		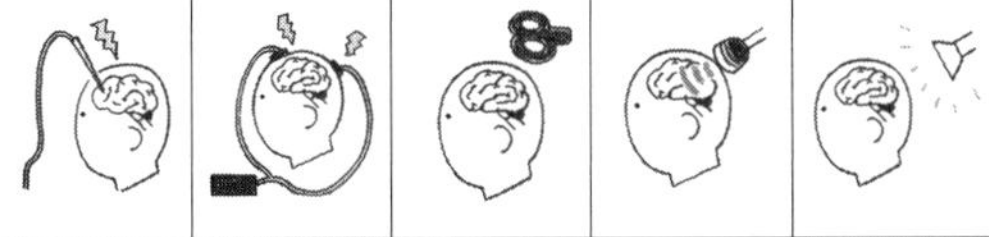				
刺激精度	空間分離能	○～◎	×	▲	○	◎
	時間分離能	○～◎	▲～×	▲	○	◎
侵襲度		×	○	◎	◎	××

◎：非常に優れている、○：優れている、▲：今ひとつ、×：悪い、××：極めて悪い

を開けて光ファイバーを脳に直接刺さなくてはならないため、三つ目の指標の侵襲度は極めて高くなってしまいます。そう考えると、**身体へのダメージを小さくする何らかのブレークスルーがない限りは、光による脳刺激は現実的でないと考えるべきでしょう。**

ここまで、脳への情報の書き込みに用いられる代表的な五つのツールを見てきました。全体を図３-20にまとめます。

理想的には「時間・空間分解能が高く、侵襲度が低い手法」がベストですが、これらはトレードオフの関係にあり、良いとこどりのツールは存在しないのが現状です。

次世代の脳研究では、これら五つのツール

を超えた精度で脳情報の読み取りと書き込みを行うことのできるテクノロジーが期待されます。

光遺伝学のように脳に何かを感染させたり、Neuralinkのデバイスのように頭蓋骨に穴を開けたりすることなく、それでいて光遺伝学やNeuralinkと近いレベルで時間的・空間的に脳の活動を観察・操作できるテクノロジーが登場したら、脳研究が爆発的に進むことは間違いありません。

脳に情報を書き込む究極の方法？

ここからは妄想になってしまいますが、**仮に自分の脳をコンピューター上に再現できたとしたらどうなるでしょうか？**

脳をコンピューター上に再現することを仮に「電脳化」と名付けます。「脳をコンピューター上に再現すること」は「**マインド・アップローディング**」とも呼ばれることがあります。

電脳化が実現可能かどうかは現時点ではまったく不明ですが、第2章でも少し触れたように、現時点ですでに「一つの神経細胞がどのように活動するか」はコンピューター上でシミュレート可能です。この先科学が進歩し、一つの神経細胞だけでなく脳全体を構造レベルでも機能レベルでもシミュレートし、「このような入力に対してはこのような出力が返ってくる」という関係性を忠実に再現することができれば、脳研究へのインパクトは非常に大きいものになるでしょう。

とは言え、そんなことが本当にできるのかと考える人もいるでしょう。そこで、2021年9月にサムスン社のキナム・キム先生らのグループから発表された驚きの研究を紹介します。

この研究でキム先生らは、**「将来的には、脳のネットワークをコンピューター上に〝コピー&ペースト〟できるかもしれない」**と主張しています。これはいったいどういうことでしょうか？

ごく簡単に説明すると、彼らの考えている手法は二つのステップからなります。

1段階目は、非常に多くの神経細胞から同時かつ高精度に脳活動を記録することです。彼らは独自のデバイスを開発済みであり、これにより、「どの神経細胞とどの神経細胞がシナプス結合を有しているか」「そのシナプス結合の強さはどの程度か」の情報を得ることができるようになると主張しています。この情報は、「脳のネットワークそのもの」と言えます。

2段階目は、前記で得たシナプス結合の有無や強度の情報を半導体間のコンダクタンスとして反映させることで、コンピューター上に再現することです。コンダクタンスとは「回路における電流の流れやすさ」であるため、この値をシナプス間の結合の有無や強度として扱うことができるというわけです。

この発想はとても素晴らしく、原理的には前記の2段階のステップを踏むことで、**「脳のネットワークをコンピューター上に〝コピー&ペースト〟できる」**ようになります。

しかし、現時点ではこのアイディアを実現するには二つの大きなハードルがあります。

一つ目は、**この論文中の実験は生きている動物の脳で行ったわけではなく、試験管の中の脳組織で行われている**という点です。生きている動物の脳で行うには、脳記録デバイスの何段階ものブレークスルーが必須となるでしょう。

二つ目は、**脳内に存在する数百億のニューロンすべてのネットワークをコンピューター上に再現することは、現状の半導体では不可能である**という点です。この理由は、脳内には約860億個の神経細胞が存在し、かつ一つ一つの神経細胞は平均して1万ものシナプスを有すると言われていることに起因します。そのため、前記の手法で脳内のネットワークを再現しようとすると、ペースト先の半導体に860億の1万乗もの記録部位が必要となります。これは、今後いかに半導体が小さくなろうとも物理的に不可能に近いと思われます。ですが、この点についてキム先生らは「半導体を3次元状に積み上げていくことで解決可能かもしれない」と主張しています。この方向性がうまくいけば、もしかしたら3次元的な構造をある程度保ったまま脳内のネットワークを再現することも可能になるかもしれません。

このように、乗り越えなければならないハードルは決して低くはありませんが、それでも脳のネットワークをコンピューター上に再現することが原理的に可能であると示した点は非常にエキサイティングです。

蛇足ですが、「シンギュラリティ」という言葉を生み出したレイ・カーツワイルをはじめとするマインド・アップローディングの支持者は「脳をコンピューター上に完璧に再現できれば、そこには意識が宿るはずだ」と考えているようです。

もし電脳化に成功すれば、コンピューター上で自在に細胞の活動をオンオフできるため、前述した五つのツールとは比較にならないほどの精度で脳への情報の書き込みをすることができるでしょう。まだまだ妄想の域を出ませんが、もしかしたらこれが長期的には最も有望かもしれません（図3－21）。

ここまで見てきたように、「脳情報の読み取り」に比べればまだまだ道のりは長いものの、「脳への情報の書き込み」についても着実に研究は進んでいます。**「脳情報の読み取り」**

図３－21　電脳化が最も有望？

刺激ツール		電脳化 
刺激精度	空間分離能	 ?
	時間分離能	 ?
侵襲度		?

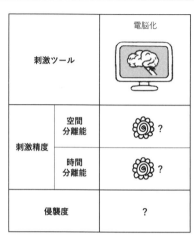

花丸：極めて優れている

と「脳への情報の書き込み」が完璧に行えるようになったら、いったいどんな未来が待っているのでしょうか？

　私たちが体験する世界は、究極的にはすべて脳が作り出したものです。「リンゴが見える」という感覚も「ラーメンがおいしい」という感覚も、すべては脳の活動から生み出されています。そう考えると、適切に脳を刺激できれば**「耳を介さず脳で聞く」「鼻を介さず脳で嗅ぐ」「口を介さず脳で味わう」**ことが可能なはずです。

　もしこれらが実現されたら、第2章でも紹介したように「家の中にいながらまるでハワイのリゾートホテルにいて、おいしいパンケーキを食べているように感じる」ことができるようになるかもしれません。

もちろんそれだけにとどまらず、「失明した人の視力を取り戻す」「末期がんの患者の痛みを消す」といったこともできるようになるでしょう。このように、**高精度な「脳情報の読み取り」と「脳への情報の書き込み」には、無限とも言える可能性が秘められています。**

脳研究がこのレベルに到達するまでには、あとどのくらいかかるのでしょうか？　まだまだ遠い道のりではありますが、近年の脳と人工知能研究の発展を見ていると決して不可能ではないように感じます。

2－ブレイン・マシン・インターフェースを用いた神経・精神疾患の治療

ジョージ・ブザキ先生が著書『The Brain from Inside Out』の中で挙げた「次世代の脳研究の三つの目標」の二つ目は、**「BMIなどを用いた神経・精神疾患の治療」**です。ＢＭＩ（ブレイン・マシン・インターフェース）は第1章や第2章でも出てきましたが、脳情報を利用することで、脳とコンピューターを直接つなぐテクノロジーを指します。

２０２1年現在では、ＢＭＩは主に四肢麻痺の患者さんが車椅子を動かすことやコンピューター上のマウスを操作することなどに用いられています。しかし、ＢＭＩは今よりもずっと広い範囲に応用可能であり、将来的には神経疾患や精神疾患の治療にも活用できると考えられます。

BMIを用いた神経・精神疾患の治療とはいったいどういうことでしょうか？

そのことを考えるために、まずはＢＭＩがどうやって車椅子を操作しているかについて復習しましょう。

たとえば、ユーザーが「車椅子を前に動かすことを想像しているとき」と「車椅子で右に曲がることを想像しているとき」では、脳の活動は異なります。ＢＭＩはその二つの脳活動の違いを検出することで、その人がどんな動きをしたいのかを読み取り、その通りにコンピューターを作動させます。このようにして、ユーザーは脳活動だけで思い通りに車椅子をコントロールできるようになる、というのがＢＭＩの基本でした。

では、ＢＭＩを神経・精神疾患の治療に利用するためには、どうすれば良いでしょうか？ここでは例として、ＢＭＩによるうつ病治療を考えてみましょう。

先ほどの車椅子の例では、ユーザーが「車椅子を直進させたいのか、右折させたいのか」をコンピューターが脳活動から読み取ることで、ユーザーの意図を叶えることができました。うつ病の治療では、記録した脳活動から「その人が今元気なのか、うつ状態なのか」を

図3－22　脳刺激によって、
うつ病を治せるようになるかもしれない

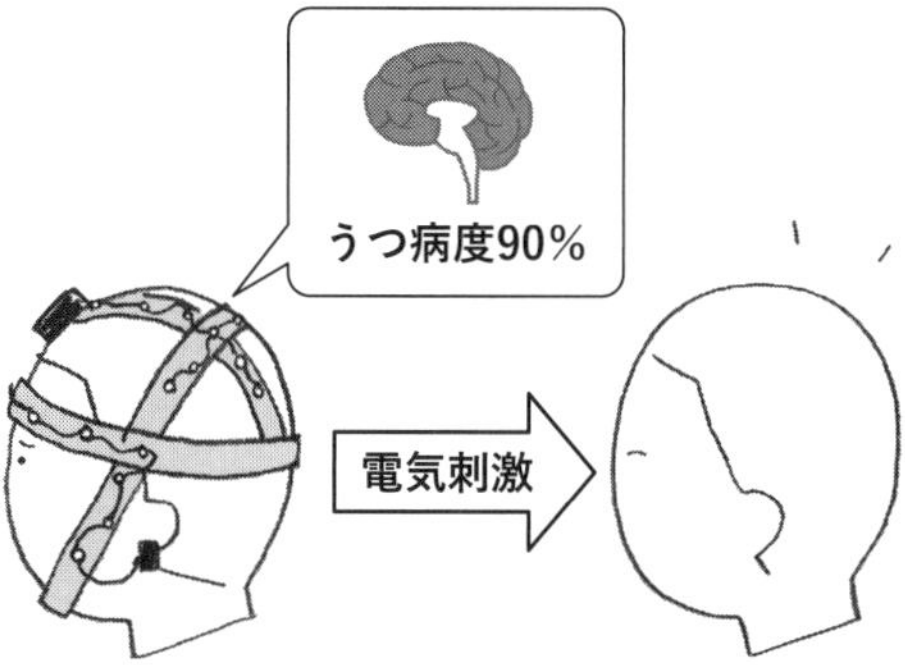

脳活動からその人のうつ病度を判定し、結果に応じて脳を適切に
刺激することによって、うつ病を治療することが可能になるかもしれない

コンピューターが読み取ります。このデータを十分に集めることができれば、「その人が元気なときは脳はこういう状態で、うつ状態になると脳の活動がこう変わる」という違いが分かってくるはずです。

この本を書き始めた当初、筆者（紺野）は「ＢＭＩで精神疾患を治療する」という研究について、「理想的ではあるものの実現まではまだしばらく時間がかかるのではないか」と考えていました。

ところが、２０２１年10月に「**うつ病患者の脳活動を常時モニターし、落ち込んでいる脳活動パターンが検出されたら電気刺激することでうつ気分が改善できた**」という研究が発表され、大きな話題となりました。いったいどのような内容なのでしょうか？

アメリカのカリフォルニア大学サンフランシスコ校のエドワード・チャン先生らのチームによるこの研究では、重症のうつ病患者に手術を行い、複数の脳領域に電極を埋め込みました。そして、埋め込まれた電極で10日間持続的に脳活動を記録することで、「このような脳活動のときには患者がこういう気分である」という関係性を人工知能に学習させたのです。これはすなわち、「脳活動から患者の気分を推定できる」ということです。

これだけでも素晴らしい成果ですが、この研究では一歩先へと進み、「**患者の気分が落ち込んでいるときに脳を電気刺激すれば、うつ気分が改善する**」という仮説を立てました。はたして、結果はどうだったでしょうか？　なんと、適切なタイミングで脳を電気刺激することにより、患者のうつ気分は見事に改善されたのです！

さらにこの研究では、脳の中でも特にどの領域を刺激すればよいのかまで調べています。その結果、右脳の腹側内包・腹側線条体という領域を刺激し、それにより右脳の扁桃体という領域の活動が変化することが、うつ気分の改善に極めて重要であることが明らかとなりました。

腹側内包・腹側線条体は報酬系と呼ばれる回路に含まれ、扁桃体は感情や情動を司る領域であることを考えると、これらの領域を活性化させることがうつ気分の改善につながることには納得感があります。

この研究はあくまでも一人の患者を対象としたものであるという点に注意が必要ですが、研究プロジェクトは現在患者数を増やしながら継続中であり、他の患者の結果が出るのが待ち遠しいところです。

そして、「脳活動からその人の状態を判定し、その結果に応じて脳を刺激することで症状を緩和する」という手法は、原理的にはうつ病だけでなくパーキンソン病や統合失調症など、様々な神経・精神疾患の治療に応用することが可能です（図3－22）。

そう考えると、この一連の結果は素晴らしい発見であり、うつ病治療に革命を起こす可能性があります。**近い将来、神経・精神疾患のテーラーメイド治療が実現する時代が来るのかもしれません。**

第2章の最後でも紹介したように、イーロン・マスク率いるNeuralinkは、彼らのＢＭＩ技術をまず四肢麻痺の患者さんなどに用いると明言していますが、将来的には神経・精神疾患の治療もターゲットとすることは間違いないでしょう。さらに、いずれＢＭＩが一般人まで普及すれば、神経・精神疾患を抱えていない人であっても、ＢＭＩの恩恵を受けられるようになるかもしれません。

たとえば、「なんとなく今日は気分が悪いな」という朝は誰にでもあります。そんな日にBMIを利用して脳の電気刺激を行い、脳の状態を常に健康に保つという時代が来るかもしれません。「朝起きて5分で脳のメンテナンスをする」という、まさに未来のマインドフルネスという呼び方がぴったりです。

BMIによる精神ケアがまるでジムに行くかのように当たり前になり、誰もが身体的・精神的に健やかに生きられる時代が待ち遠しいものです。

3-赤外線・紫外線・放射線・磁気などの新たなモダリティの知覚獲得

「次世代の脳研究の三つの目標」の最後は、「**赤外線・紫外線・放射線・磁気などの新たなモダリティの知覚獲得**」です。

これについては、ネズミを用いた研究ですでに達成されているものもいくつかあります。たとえば、第1章で説明したように、私たちの研究室ではネズミの脳にチップを埋め込むことで「地磁気を感じる」ことを達成しています。また、「赤外線を感じる」ことについても、デューク大学のミゲル・ニコレリス先生によるネズミの研究で達成されています。

これらの事実を踏まえると、紫外線や放射線も脳へのチップ埋め込みにより知覚できる可能性は十分あると考えられます。もちろん、これらの研究結果を人間に対して適用するには、倫理面など乗り越えなければならない課題はたくさんありますが、原理的に可能であるという事実にはとても勇気づけられます。

私たちが普段目にするこの美しい世界は、可視光のみで構成されています。脳の機能を拡張することで、赤外線や紫外線、放射線を知覚できるようになったら、世界はどう見えるのでしょうか。はたしてそれは、美しい世界なのでしょうか。

生きているうちに、ぜひこの目で確かめてみたいものです。とは言え結果的に、「やっぱり可視光だけの世界が一番美しい」となる可能性が高いかもしれませんが……。

人工知能は人間を超えるのか

アートと人工知能

さて、次に人工知能の未来についても考えてみましょう。本書ではここまで、人工知能がいかに多くのことをできるようになったかを見てきました。「人工知能はここまで進歩しているのか！」と驚いた人も多いのではないでしょうか。

では逆に、**「脳は得意だけれど、人工知能が苦手とすること」とは何でしょうか？**

よく言われるのは、**コミュニケーション力やアートを創り出す能力**です。しかし実は、コミュニケーション力が極めて重要だと考えられる精神疾患患者のカウンセリングにおいて、**人工知能によるカウンセリングが人間の医師よりも高い評価を得た**という報告もありますし、アートについても、自ら絵画を描き、音楽を創り出す人工知能が現れ始めています。最近では、**人工知能が描いた絵画が4900万円で売れた**という驚きのニュースもありました（図3－23）。

さらに2021年1月には「GPT－3」を生み出したOpenAI社から、またまた衝撃的な人工知能が発表されました。芸術家サルバドール・ダリを由来とする「**DALL・E**」と名づけられたこの人工知能は、いったいどのようなものでしょうか？

GPT－3は「言語で出した指示に柔軟に応えてくれる人工知能」であり、文章やプログラミングのコードを自在に書いてくれる人工知能でした。それに対して今回発表されたDALL・Eは、「**言語で出した指示をもとに絵を描いてくれる人工知能**」です。DALL・Eは、文章を操るGPT－3の画像版と考えてもらえば分かりやすいのではないでしょうか。

たとえばDALL・Eでは、「中華料理」と指示すると図3－24（上）のような画像を作成します。まるで本物の写真のよ

図3－23　4900万円の値がついた人工知能が描いた絵

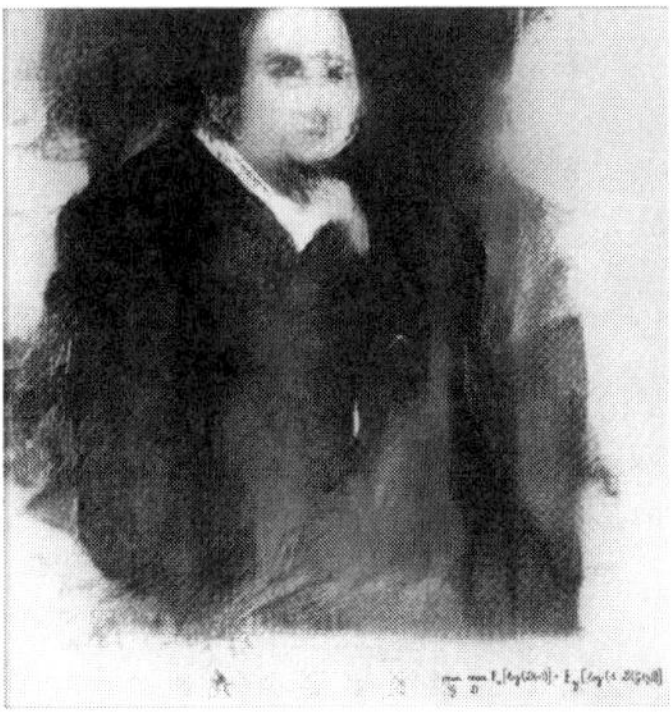

*絵の作者の個人HP〈Edmond De Belamy - Obvious〉https://obvious-art.com/portfolio/edmond-de-belamy/ より

うです。

また、「夜明けの草原に座るカピバラのイラスト」と入力すれば、絵画のような画像を生み出すこともできます（図３－24（中））。さらには、「チュチュを着た大根の赤ちゃんが犬の散歩をしているイラスト」という一見意味が分からないような指示でさえDALL・Eは応えてくれます（図３－24（下））。


非現実的な妄想画像さえも生み出せるのは衝撃的であり、これまで人間の特権と思われていた創造力について改めて考えさせられます。この先、芸術家という職業は消え去ってしまうのでしょうか？

そうは思いません。私たちが芸術を楽しむとき、それは単に目の前の音楽や絵画だけを味わっているわけではありません。若くして難聴を患いながらも生涯名曲を作り続けたベートーヴェンや、人生のステージに応じて異なる画風の絵を描き続け最終的に『ゲルニカ』という傑作を生み出したピカソのように、私たちは作者のストーリーやコンテクストまで含めて目の前の芸術を楽しんでいます。

数十年間かけて積み上げられるストーリーやコンテクストは、実際に数十年を費やすことでしか得ることはできません。そう考えると、アートに限らず**これからの時代の私たちに求**

図３－24　人工知能「DALL・E」が作成した画像

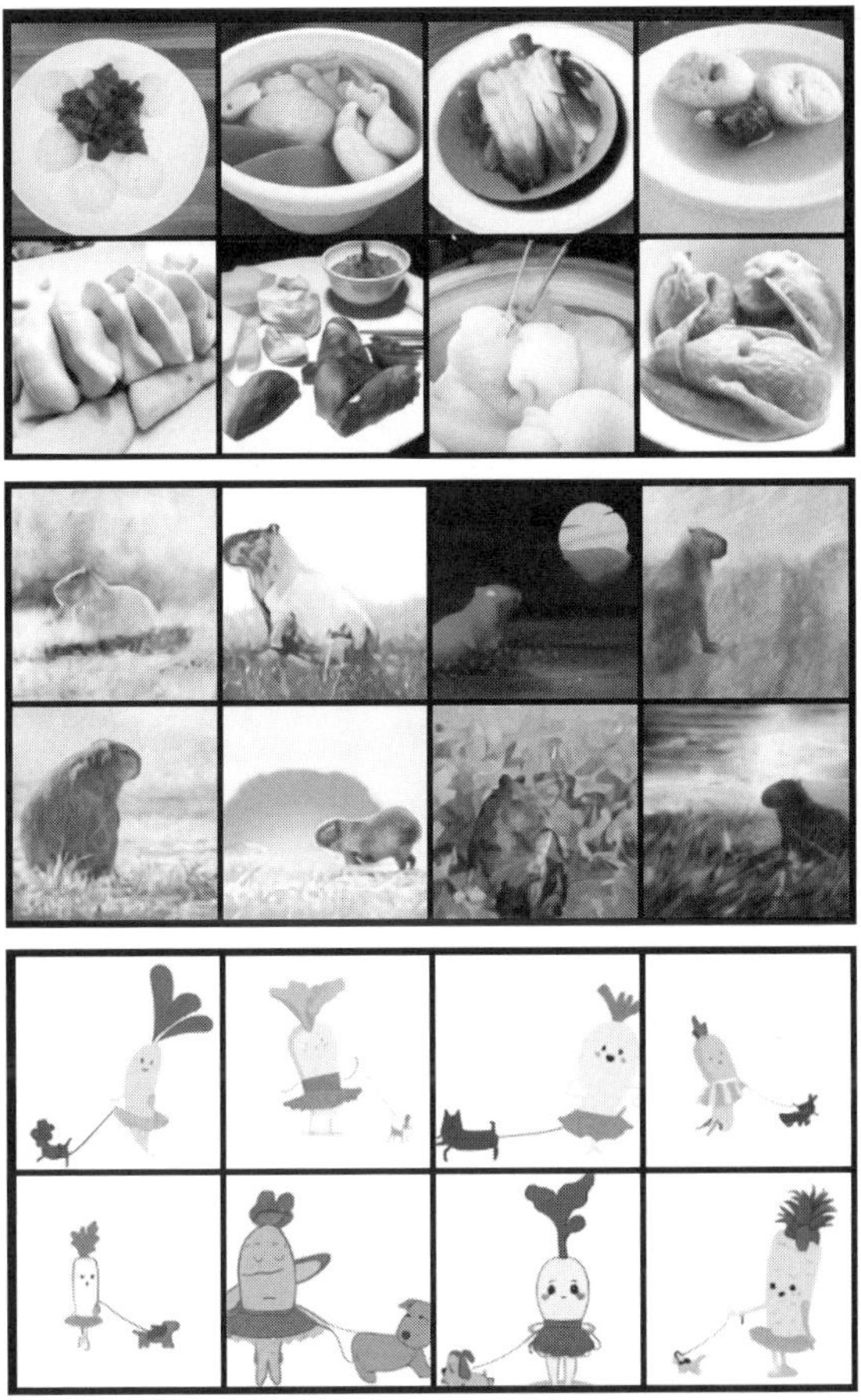

「中華料理」（上）、「夜明けの草原に座るカピバラのイラスト」（中）、「チュチュを着た大根の赤ちゃんが犬の散歩をしているイラスト」（下）と入力して作られた画像
*OpenAIのサイト内 https://openai.com/blog/dall-e/ より

められるのは、生涯をかけて自分なりのストーリーやコンテクストを積み上げていくことなのかもしれません。

ノーベル賞を取る人工知能

次は、「**現時点で人工知能よりも人間の方がうまくできる職業**」について考えてみましょう。様々な職業が思い浮かびますが、ここでは「**科学者**」を取り上げてみます。

科学者が日々行っているのは、「何を解くべきか」という問いを立て、そのために必要な実験手法や環境を整え、得られたデータを通じて新たな事実を導き出すという一連の手続きであり、2021年時点では人工知能がこれらすべてを完璧にこなすことはできていません。ですが、科学者という職業は未来永劫、人間の特権であり続けるのでしょうか？

ソニーコンピュータサイエンス研究所の代表取締役社長である北野宏明先生はこの問いに真正面から取り組もうとしており、「**ノーベルチューリングチャレンジ**」というプロジェクトを立ち上げました。このプロジェクトでは、「**2050年までに、ノーベル賞を取ることができる人工知能を開発する**」ことを目標としています（図3－25）。いったいどういうことでしょうか。

図3－25　人工知能がノーベル賞を取れるのか？

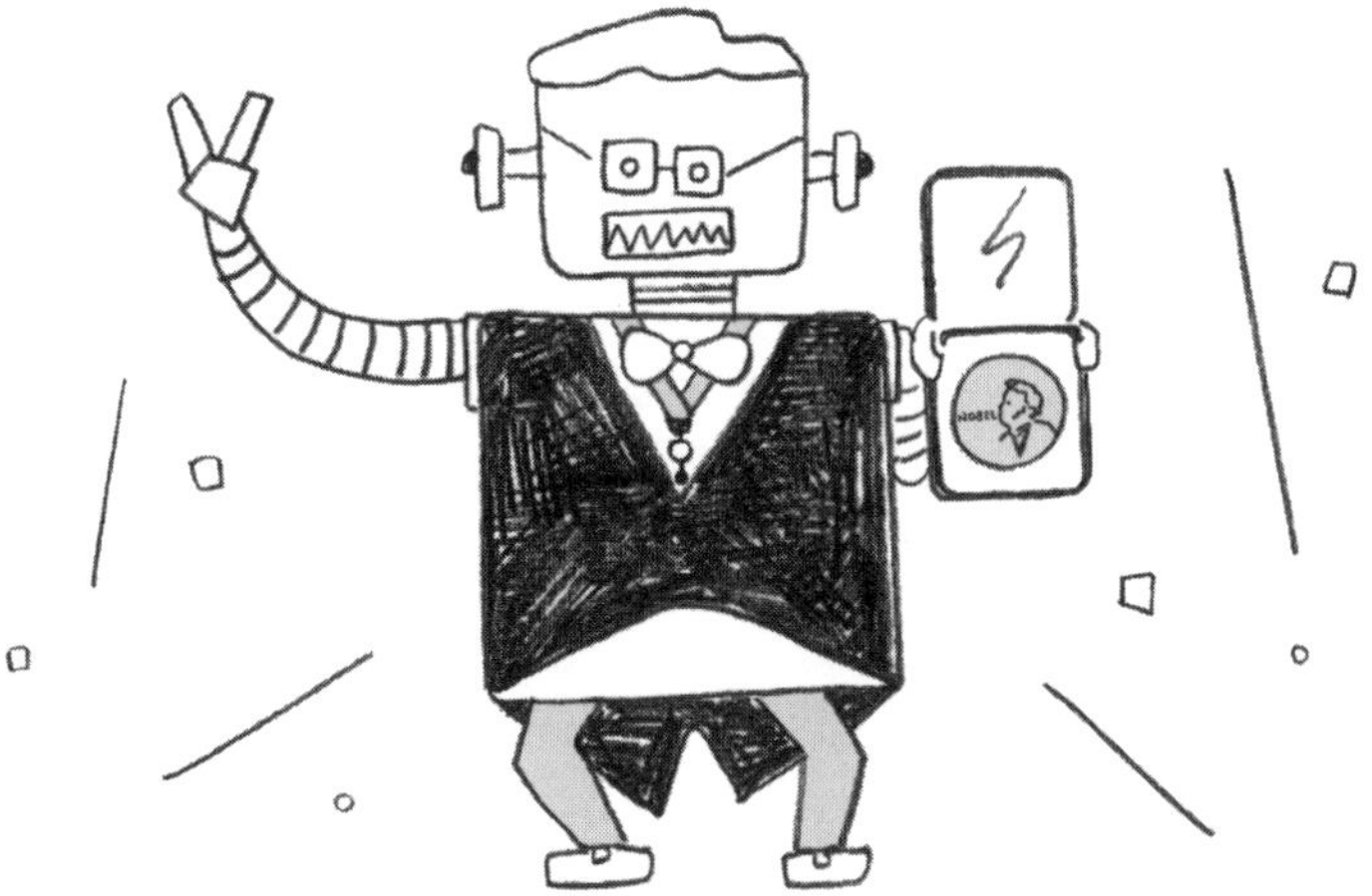

（ちなみに、ノーベル賞は「物理学、化学、生理学・医学、文学、平和および経済学の分野で顕著な功績を残した〝人々〟に贈られる」と決まっているため、このルールが変わらない限り人工知能にノーベル賞が与えられることはありません。そこで北野先生は、「ノルウェー・ノーベル委員会が、人工知能だと気付かずにノーベル賞をあげてしまうような人工知能を作ること」を目標としています。）

北野先生は、「**これまでの科学的発見の多くはセレンディピティ（予想外の発見）や幸運な偶然、科学的な直感によって生み出されているものが多く、誤解を恐れず言えば運任せにすぎない**」と言い切っています。たしかに現代の科学は運に左右される部分も確実に存在し、不確定性が極めて大きいと言えます。

ですが運に左右されることは、裏を返せば、試行回数を増やせば新たな科学的発見が生まれる可能性も高くなるということを意味します。そして、試行回数を増やすことは人工知能にとってお手のものです。人間が100年かかる計算の中には、人工知能が1秒もかからず終えてしまうものもあります。

試行回数の増加が新たな科学的発見につながった例として、2019年に発表された人工知能による創薬のニュースがあります。ここではごく簡単な説明にとどめますが、一言で言うと、人工知能が新薬の候補物質のアイディアをひたすら提案することで、これまで平均で4年半かかっていた候補物質が、わずか21日で発見できたという内容でした。

このように、人工知能が膨大な試行回数を活かしてひたすらアイディアを提案してくれることで、新たな科学的発見が生まれる可能性は飛躍的に高まるでしょう。従来のサイエンスが「仮説を立てて検証する」というスタイルをとっていた理由には、実験を行える時間や資源が現実的に限られていたことも関係しています。これからは人工知能を活用することで、従来とは異なる新たな科学のスタイルが広まっていくのかもしれません。

ここまでは、あくまでも「**人工知能に手助けしてもらい人間が新たな科学的発見をする**」ことを前提としてきました。ですがさらにその先には「**人工知能自身が新たな科学的発見をする**」ことが当たり前になる時代が来るかもしれません。信じられないという人も多いのではないでしょうか？　ですが、そんな時代が来ることを予感させる研究を一つ紹介したいと思います。

2020年7月にイギリスのリバプール大学のアンドリュー・クーパー先生らの研究チームによって発表された論文のタイトルは、「A mobile robotic chemist」というものでした。直訳すると「移動可能なロボット科学者」です。この研究は、「**AIロボットが自律的に化学実験を行い、適切な化合物を8日間で見つけ出した**」という内容でした（図3−26）。この研究を人間が行った場合、数ヵ月はかかるということですから、驚きの結果と言えるでしょう。

このように、人工知能が新たな科学的発見をすることはすでに現実になりつつあります。もちろん現時点でAIロボットが扱える科学の領域はごく一部に過ぎませんが、**将来的には人工知能がありとあらゆる分野で新たな科学的発見を次々と生み出す時代が来るかもしれません。**

そして、いったん人工知能が人間の科学者と同レベルまで到達した場合、科学はこれまで

図３－26　実験するAIロボット

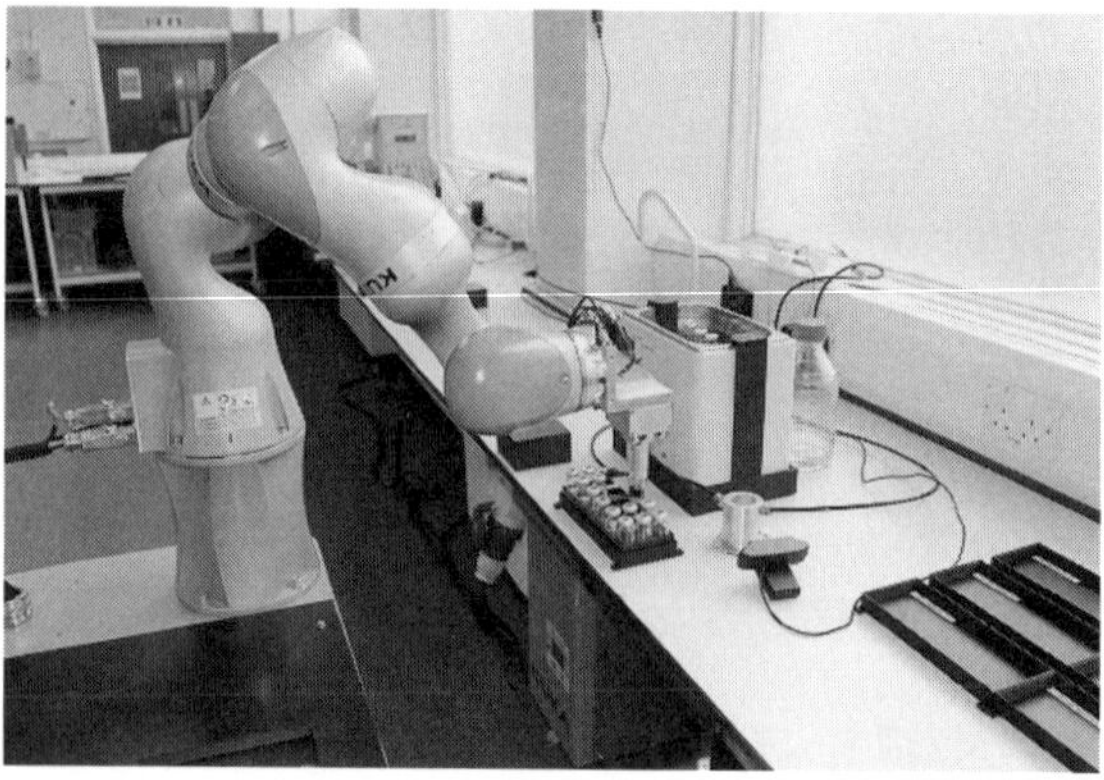

自律的に化学実験を行い、適切な化合物を８日で見つけ出した。
人間だと数ヵ月かかる成果だったという
*Benjamin Burger, et al., *Nature*（2020）、リバプール大学HPより

とは比べものにならない速度で進歩することになるでしょう。人工知能は人間と異なり休息や睡眠を必要とせず、24時間常に自らをアップデートし続けます。そうなれば、もはや人間が張り合うことなど夢のまた夢です。いずれは、ノーベル賞クラスの発見がわずか1日で100個も見つかることさえありえるかもしれません。

今から約30年後の2050年、科学はいったいどのように行われているでしょうか？　科学に携わる者として、近くて遠い将来に思いを馳せずにはいられません。

ちなみに、ノーベルチューリングチャレンジではまずノーベル医学・生理学賞をターゲットにすることが明言されています。

ですが実は密かに、それよりもずっと早くノーベル賞を受賞する人工知能が現れるのではないかと筆者（紺野）は考えています。それは、この本でも紹介したGPT－3です。

GPT－3とは言語で出した指示に柔軟に応えてくれ、文章やプログラミングコードを自在に書いてくれる人工知能でした。第2章では、「GPT－3が書いたブログ記事がニュースサイトの閲覧ランキングで1位になり、しかもそれが人工知能の文章ではないかと疑った人はわずか数人しかいなかった」という驚きのニュースを紹介しました。このように、2020年時点でさえもはやGPT－3が書く文章は人間と区別がつかず、数年後にはほぼすべてのブログやニュースが人工知能によって書かれるようになる可能性は十分にあります。

そしてこのままのペースでGPT－3の進歩が続けば、2050年を待たずして膨大な数の傑作小説が生まれるのではないでしょうか。そう考えると、人工知能がノーベル賞を受賞するとしたらノーベル医学・生理学賞よりもノーベル文学賞の方が早いのではないか、と密かに予想しているわけです。

生き方を決めてくれる人工知能

本書ではここまで、脳や人工知能に関する最先端のサイエンスやテクノロジーについて紹介してきました。

これらの科学技術が最終的に向かう先はどこなのでしょうか？

人工知能の発展の一つの要因は、膨大なデータを収集できるようになったことでした。今この瞬間も、GoogleやFacebookなどのテクノロジー企業は私たちについてのデータを集め続けています。ユーザーについての膨大なデータを使うことで、これらの企業は「その人は規則正しい生活をしているのか」「将来どのような病気になりそうなのか」「お金にルーズなのか」といったことを深く知ることができます。

現時点でこれらの企業はすでに、友人や両親、パートナーよりもそのユーザーのことを深く知りつつあるという例を紹介します。

Facebookが行った最近の研究では、ある人がどの画像に「いいね！」ボタンを押すかを友人や両親、パートナーに予想させ、その正解率を人工知能と比べました。その結果、本人がどの画像に「いいね！」ボタンを押したかのデータが300個あれば、人工知能は友人、両親、パートナーの誰よりも正確に本人の好みを予測できたのです。

人工知能が予測できるのは、好みだけではありません。2019年には「Facebookへの書き込み内容から、その人がうつ病になる可能性が分かる」という研究が報告されました。さらに2020年にはカリフォルニア大学とAppleにより、「Apple Watchから得られる睡眠や身体活動量、心拍数などをもとに、その人がうつ病を患っているかどうかを検出できるようにしよう」という研究が始まっています。このように、スマートフォンやスマートウォッチなどから得られる情報をもとに個々人の身体や精神の状態を計測・判断することは「**デジタル・フェノタイピング（Digital phenotyping）**」と呼ばれ、人工知能とビッグデータの発展によりこの先ますます広がっていくことは間違いありません。

このように、すでに人工知能は私たちについて誰よりも深く知るようになっており、いずれは私たち自身よりも「このわたし」のことを深く知る存在になるでしょう。

そんなバカな、と思う人もいるかもしれません。ですが、私たちは自分自身について実はよく知らないものです。そのことは、いわゆる吊り橋効果を考えるとよく分かります。

吊り橋効果とは、「吊り橋の上のように不安や恐怖を強く感じる場所で出会った人に対し、恋愛感情を抱きやすくなる」というものです。これは、本当は吊り橋の上で不安や恐怖を感じて心拍数が上がっているだけなのに、それを目の前の人が魅力的だからドキドキしていると脳が勘違いしているわけであり、自分で自分のことを正しく理解できていない良い例です。

このような状況でも、人工知能は瞳孔のサイズや過去の恋愛相手のタイプをもとに「あな

図3－27　人工知能は、私たち自身よりも「このわたし」のことを深く知っている？

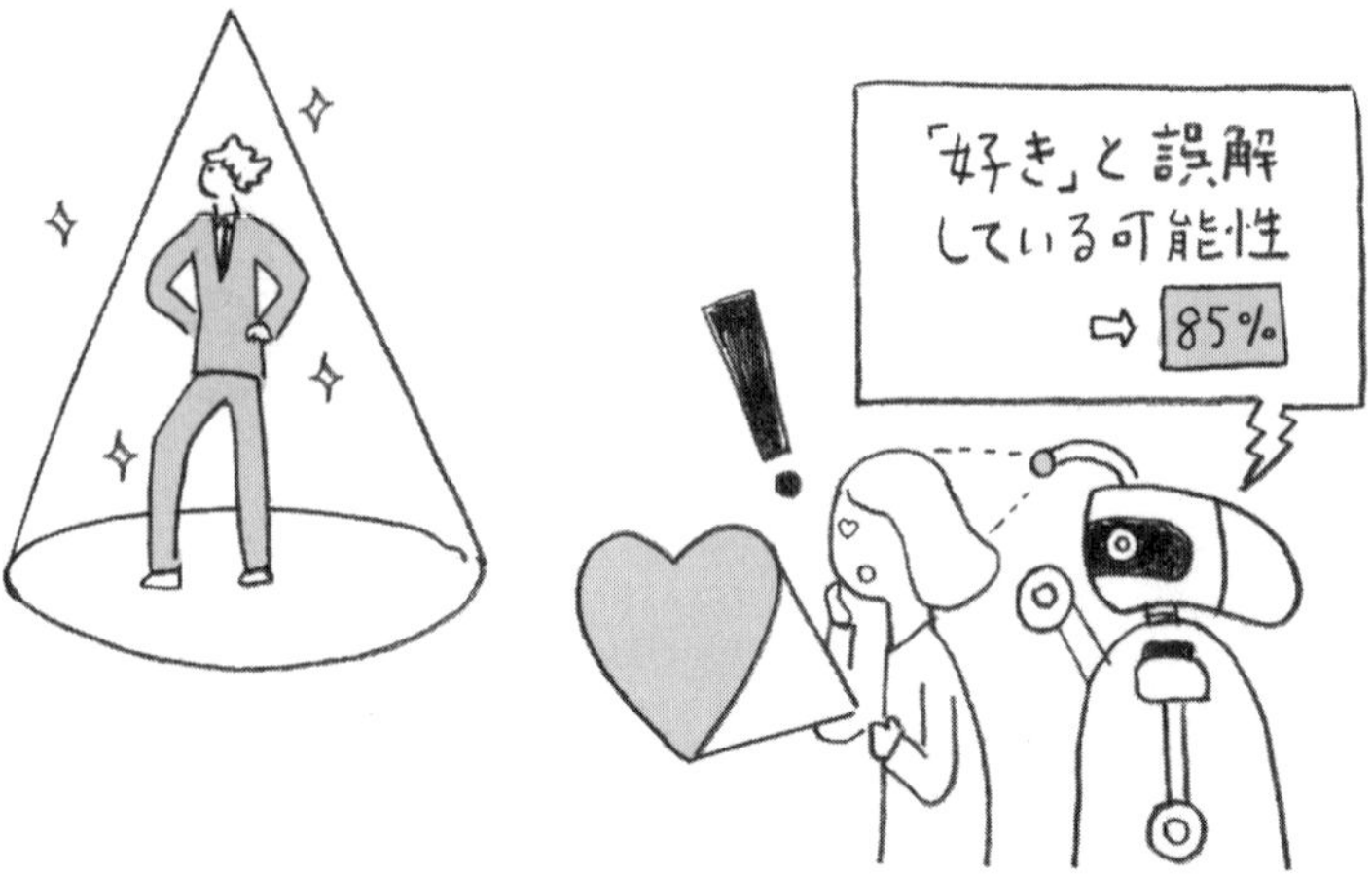

たが今ドキドキしているのは、吊り橋の上にいるからである可能性が85%で、吊り橋を降りて30分後に改めてその人と話してみるのが良いと思われます」という回答を出すことでしょう（図3－27）。

　この回答はロマンチックさでは惨敗ですが、自分自身の感情を客観的に理解するという点では本人よりも勝っていると言えます。

　こういったテクノロジーは、最終的にいったいどこへ向かうのでしょうか？『ホモ・デウス』の筆者であるイスラエル、ヘブライ大学のユヴァル・ノア・ハラリ先生は、**「人工知能は現時点では人類にとっての巫女《みこ》だが、最終的には君主へと変わる」**

と主張しています。どういうことでしょうか？

たとえばランチに行くとき、現在は「近くにあるかどうか」や「高評価かどうか」などを基準にお店を選ぶ人が多いのではないでしょうか。ですがそのうち、その週のカロリー摂取量や栄養バランスをもとに、人工知能があなたにお店を提案する時代が来るでしょう。たとえば、今週は肉料理を食べ過ぎてビタミンが不足しているからサラダ重視のお店を提案する、などです。

また、過去の旅行先とその時の思い出をもとに、今年の夏休みのベストな旅行先を提案してくれるようにもなるでしょう。しかもそこは、人混みが嫌いというあなたのパートナーの希望を考慮した、まだほとんど知られていない隠れ家リゾートかもしれません。

このように、人工知能は遠からず、私たちのあらゆる希望を叶えてくれる巫女のような存在になるでしょう。こういった経験を積み重ねるうちに、私たちは自分自身の頭で考えた判断よりも、神の巫女である人工知能の判断をより信頼するようになる可能性は十分にあります。いずれは、「大学で何を学ぶべきか」「どの会社に就職すべきか」「誰と結婚すべきか」など、**人生を大きく左右する選択についても、人工知能が膨大なデータをもとに提案してくれるようになるでしょう。**

今の私たちにとってはディストピアにしか思えない世界ですが、数十年後には「自分の頭で判断するよりも、『わたし』のことをずっと深く知っている人工知能の判断に任せた方が良い」と誰もが考えるようになる可能性は否定できません。誰よりも信頼できる人生のパートナーです。こうなってしまうと、人間は人工知能の指示に従っているだけであり、ハラリ先生はこれを「**人工知能が君主へと変わる**」と表現しています。

このような未来を恐ろしく思う一方で、「自分よりも自分のことを深く知る人工知能」に救われる人も数多く現れることは間違いありません。

たとえば、人生があまりに辛くて自ら命を絶つことを考えている人がいたとしましょう。そんなとき、その人のことを深く知る人工知能はバーチャルリアリティを介して亡くなった祖母の姿かたちで現れて優しい言葉をかけることで、命を絶つことを踏みとどまらせてくれるかもしれません。

また、「自分には何の才能もない」と苦しんでいる若者に対して、膨大なデータをもとにその人の才能を十分に活かせる職業を提案することもできるでしょう。自分でも気づかなかった才能を発揮することで人生が充実し社会に貢献できるとしたら、これほど素晴らしいことはありません。

このように、「**自分のことを自分よりも深く知る人工知能**」**の使い方さえ間違えなければ**

ば、人類は今よりもずっと幸せになることができるでしょう。

人工知能は決して「絶対に従わなければならない君主」ではなく、「より良い未来の可能性を提示してくれて、私たちは自らの意思で提案を拒否することもできる」のであれば、これほど頼りになる存在はありません。

人工知能が人類にとって希望の巫女になるのか絶望の君主になるのかは、私たち人類の手に委ねられているのです。

脳と人工知能研究の進歩で科学はどう変わるのか

科学と「オッカムのカミソリ」

さて、本書で最後に扱うのは、**「科学の在り方」**についてです。

先ほど、人工知能がノーベル賞を目指すプロジェクト「ノーベルチューリングチャレンジ」を紹介し、将来的には人工知能が新たな科学的発見をする時代が来るかもしれないことを見てきました。**人工知能が加速度的に発展する世界で、この先、人類は科学とどう向き合っていけばよいのでしょうか？**

科学の誕生以来、その進歩は常に人間によって担われてきたため、科学の進歩と人間の貢献は切っても切り離せない関係にありました。ですが、ここには大きな落とし穴がありま す。それは、科学は人間が扱える範囲でしか進歩しないことです。これを分かりやすく説明するために、**「オッカムのカミソリ」**について考えてみましょう。

オッカムのカミソリとは、**「ある事柄を説明するためには、必要以上に多くを仮定するべきでない」**という考え方であり、14世紀の哲学者オッカムにより提唱されました。これは科学における、**「なるべく少ない原理だけで自然界を説明しよう」**という価値観につながっています。

たとえば、「リンゴが木から落ちる」という現象と「地球は太陽の周りを公転している」という現象はまったくスケールの違う現象であるにもかかわらず、万有引力の法則という一つの方程式で説明することができます。これは、万有引力の法則が「あらゆる二つの物体は互いに引力を及ぼし合っている」という一般的な法則だからです（図3－28）。

図3－28　オッカムのカミソリ

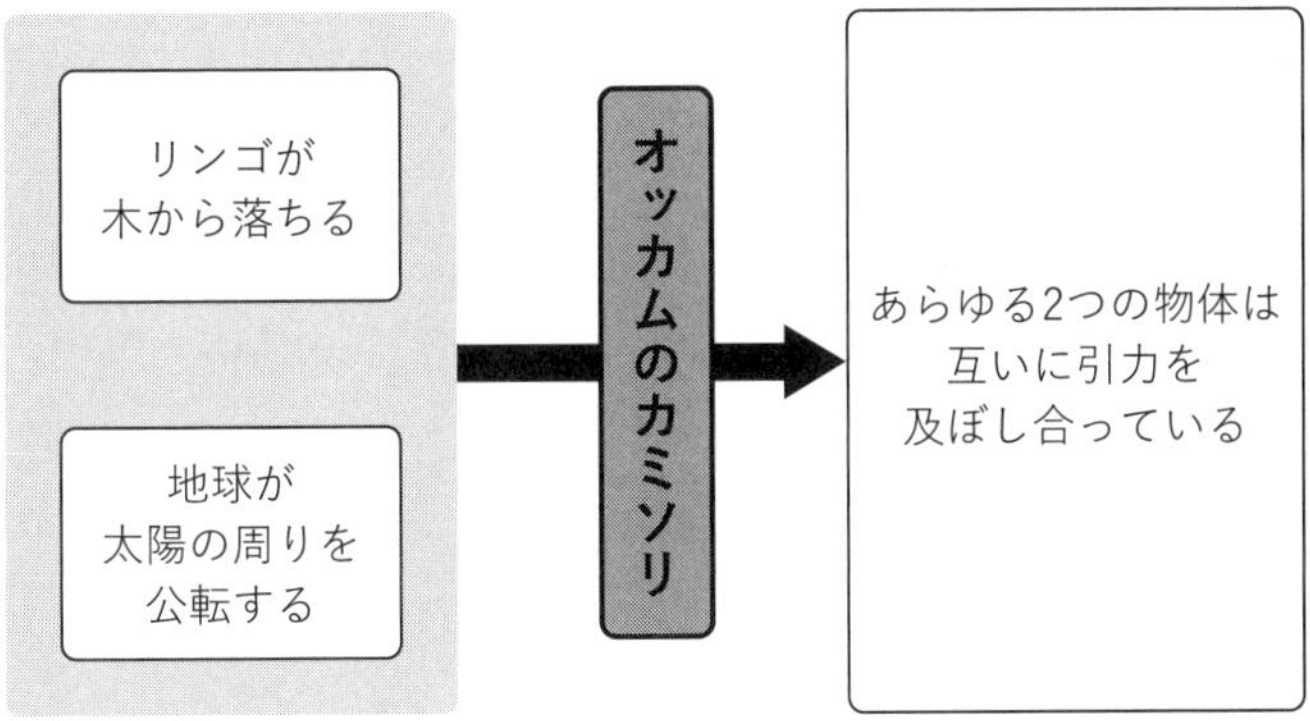
リンゴが
木から落ちる
地球が
太陽の周りを
公転する
オッカムのカミソリ
あらゆる2つの物体は
互いに引力を
及ぼし合っている

このように様々な現象を一つの法則で説明できることは、「なるべく少ない原理だけで自然界を説明しよう」というオッカムのカミソリの考え方において高く評価されます。逆に、本来は一つの方程式で説明できる現象に対して、リンゴが木から落ちる現象だけに当てはまる法則や地球が太陽の周りを公転する現象だけを説明する法則を別々に考えるのは、オッカムのカミソリが嫌う考え方です。

科学者には、万有引力の法則のように多くの現象を説明できるシンプルな法則に美しさを感じる人が少なくありません。

ですが、ここで一度立ち止まって考えてみましょう。そもそも、**なぜ私たちは「なるべく少ない原理だけで自然界を説明でき**

る」ことを良しとするのでしょうか？　そのような法則を美しいと感じるのはどうしてでしょうか？

高次元科学

この問いに対して意見を表明したのが、丸山宏先生です。丸山先生は人工知能を専門とする研究者であり、現在はプリファード・ネットワークスという企業のフェローをされています。丸山先生は2019年5月に自身のブログで、「**オッカムのカミソリという考え方は、人間の認知限界から生まれているのではないか**」という主張をされています。これは、**自然界をなるべくシンプルに説明することを良しとするのは、人間の脳に限界があるからではないか**という意見です。

たとえば、人間が想像できるのは3次元の空間までですし、方程式の変数が100個も1000個もあれば直観的に理解することはできません。せいぜい10個くらいが限界でしょう。このように、人間が直観的に「理解した」と感じることのできる範囲は脳の限界によって制限されており、そのため、直観的に理解しやすいなるべくシンプルな法則が好まれた、というわけです。

図３－29　高次元科学と脳の限界

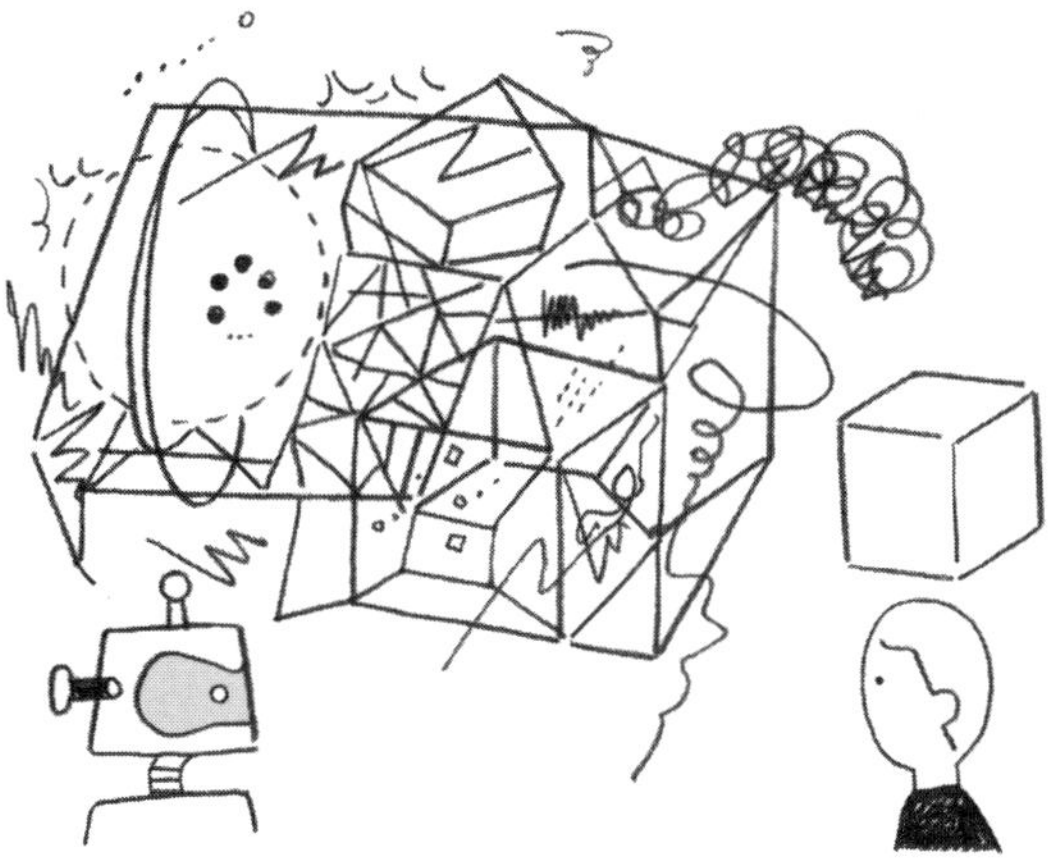

人間は３次元までしか想像できないが、AIは100万次元でも容易に扱うことができる

　もし仮に人間よりもはるかに高度な知能を持つ生物が存在し、１００万次元の空間を容易に想像できるとしましょう。彼らは、１０００個の変数が含まれる方程式に対して、「この方程式はシンプルで美しい」と感じるかもしれません。

　このように、これまで人類は「なるべく少ない変数（パラメータ）で世界をモデル化すること」を追い求めてきました。

　ところが、人工知能の急速な進歩により、その状況は変わろうとしています。人工知能（ディープラーニング）は、数百億や数千億という膨大な数の変数を活用して世界をモデル化します（さらに多くの変数を持つ人工知能も山ほど存在します）。このように、「**大量の変数を用いて世界をモ**

図３－30　人工知能のブラックボックス問題

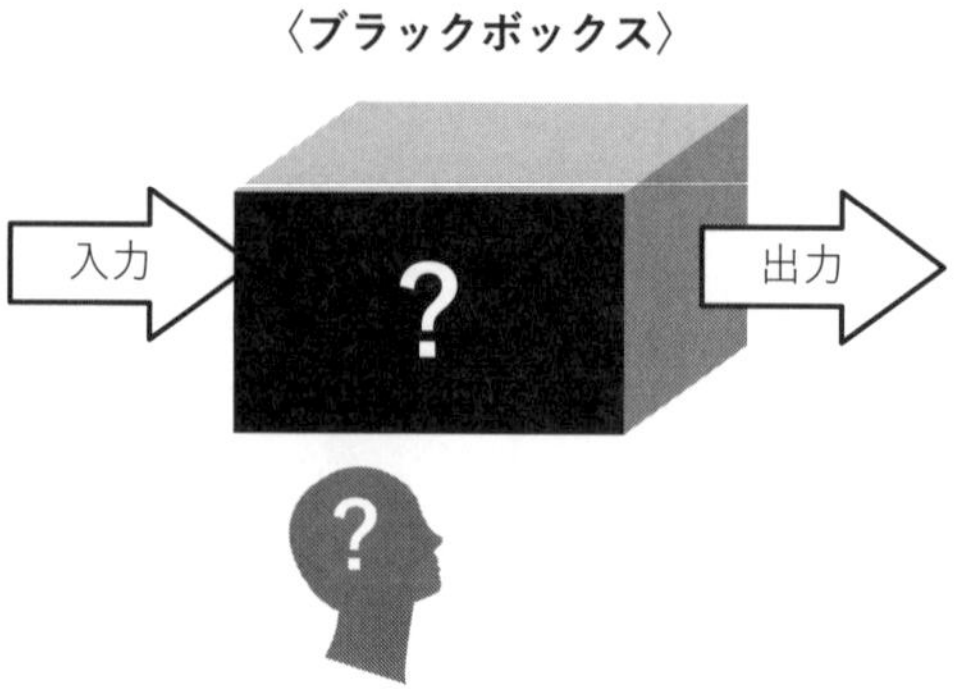

人工知能がなぜその答えを導き出したのかが、人間には理解できない

デル化する科学のあり方」を丸山先生は「**高次元科学**」と表現しています（図３－29）。

大量の変数を用いることで、人工知能が計算可能な現象は加速度的に増えています。たとえば、翌日の天気を単純な方程式で記述することは不可能ですが、大量の変数を用いたモデル化により天気予報の精度は近年大幅に向上しています。

一方で、人工知能の急速な発展により、私たち人類は従来悩まされることのなかった様々な問題に直面しています。

その代表例が、「**人工知能のブラックボックス問題**」です。これは、「人工知能がなぜその答えを導き出したのかが人間には理解できない」という問題です（図３－

30)。なぜこのような問題が生じるのでしょうか？　一つには、人工知能が扱う変数の数が膨大すぎるため、人間がその計算過程を直観的に理解できないことから生じていると考えられます。

このような「人工知能は世界を正しくモデル化するけれど、人間はその計算過程や根拠をまったく理解できない」という傾向は、この先ますます加速していくことでしょう。この先、人類は人工知能や科学とどう向き合っていくべきなのでしょうか？

人工知能が生み出す新たな科学のかたち

人工知能や科学との向き合い方について興味深い示唆を与えてくれる論文が２０２０年２月に発表されたので、ここで紹介したいと思います。この論文はアメリカのプリンストン大学のレイモンド・ゴールドスタイン先生らによって書かれたものであり、将来の科学の方向性として**「ダイレクト・フィット（Direct fit）」**という新たな考え方を提案しています。これはいったいどのような考え方なのでしょうか？

先ほどもお話ししたように、これまでは「なるべく少ない原理だけで自然界を説明すること」が良しとされてきました。ですが丸山先生がおっしゃるように、この価値観自体が人間の脳の限界から生まれている可能性は十分にあります。

加えて、これまでは利用できるデータ量が不十分だったことや、ビッグデータを扱うコンピューターパワーが不足していたことも、オッカムのカミソリという価値観に寄与していたと考えられます。すなわち、手に入るデータが少なかったり、多くのデータを扱えるスペックのコンピューターが存在しなかったりしたために、少ないデータの中からなるべくシンプルな一般法則を見つけ出す必要があったということです。

そのように「限られた条件でのみ成立する法則」をより一般的な条件へと拡張することが、近代までの科学の王道でした。

たとえば、「リンゴが木から落ちる」という限定的な現象から「リンゴと地球には互いに引き合う力がはたらいている」という仮説を立て、それが惑星と惑星との間にも成り立つことを見出し、最終的に「あらゆる二つの物体の間には互いに引き合う力がはたらく」という一般則へと拡張する。万有引力の発見におけるニュートンのこのエピソードは、まさに近代科学の金字塔と言えるでしょう。

これをゴールドスタイン先生は、「**理想的な条件で成立する法則を一般化する**」ことから、「理想的な」を意味する単語「アイディール（ideal）」を用いて、「**アイディール・フィット（Ideal fit）**」と表現しています。

図３－31　「ダイレクト・フィット」のイメージ

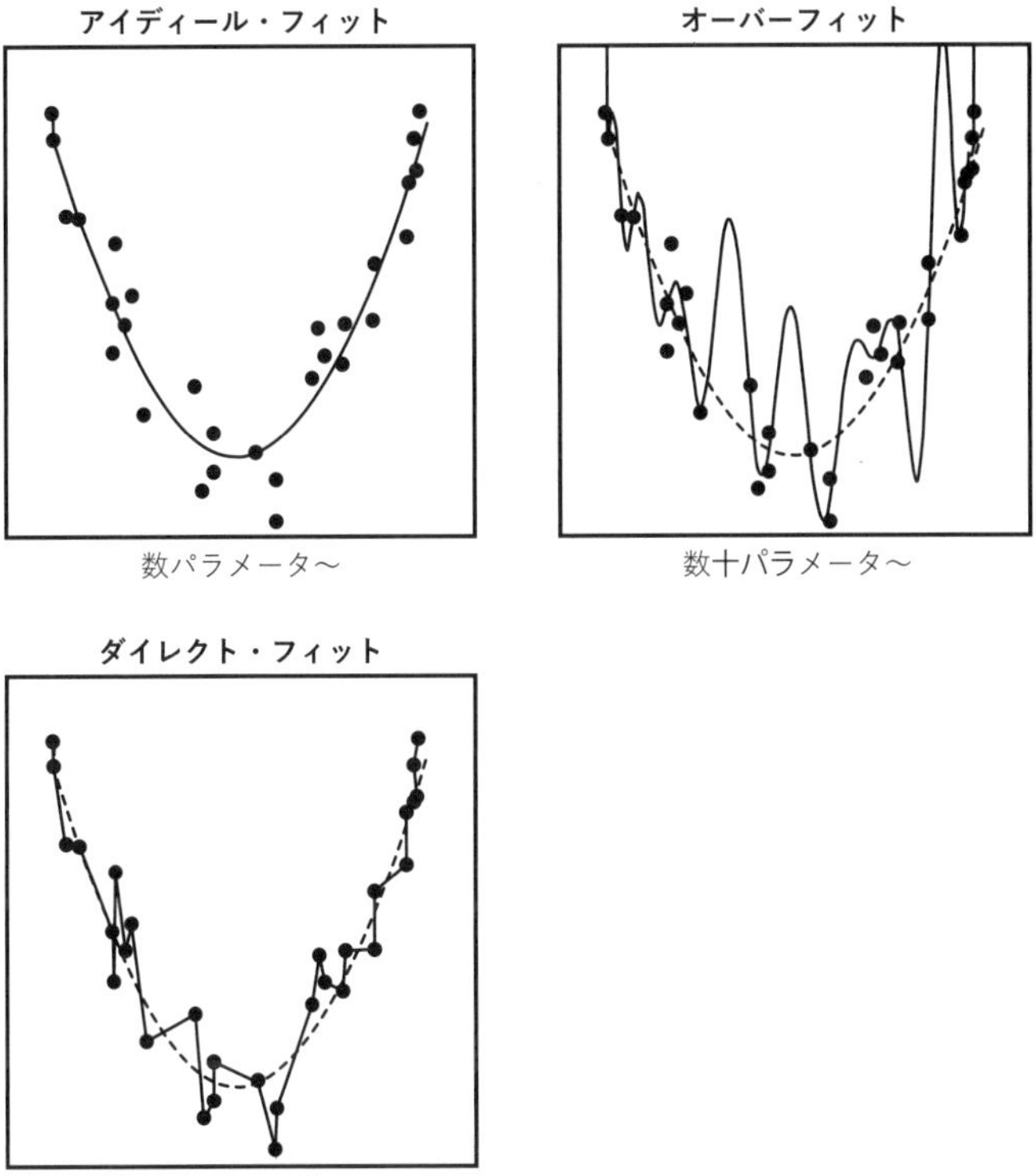

「アイディール・フィット」（左上）では、変数が少なく人間が直観的に理解できる関数を求める。「オーバーフィット（過学習）」（右上）は、与えられたデータに適合し過ぎた結果、新たなデータには適用できない関数となってしまう。「ダイレクト・フィット」（左下）は、膨大なデータと大量の変数を用いることで、人間には理解できない高次元な関数を人工知能が導き出す

*Uri Hasson et al., *Neuron*（2020）より

一方、現代では膨大な量のビッグデータを集めることが可能となり、コンピューターの計算能力も加速度的に上昇しています。これにより、人工知能が計算可能な現象はどんどん増え続けています。

これらの進歩により、「限られた理想的な条件でのみ成立する法則を見出し、それをより広い範囲に拡張する」という従来の手法とは異なり、モデル化したい現象について十分なデータを集め、それらを人工知能に学習させることで直接モデル化を行うという手法が生まれつつあります。

ゴールドスタイン先生は「**ビッグデータと人工知能を用いて複雑な現象を直接モデル化する**」という意味を込めて、この考え方を「**ダイレクト・フィット**」と名づけています（図3－31）。もしこれが可能になれば、世界をモデル化するために「天才による閃《ひらめ》き」や「偶然がもたらす幸運」に頼る必要はなくなります。必要なのは、高性能なコンピューターと大量のデータを集め、十分な時間をかけて人工知能を学習させるだけになるのです。

「科学」と「理解」

もちろん、ダイレクト・フィットにも問題点が存在します。何より大きな問題は、**「ダイレクト・フィットにより人工知能が生み出した方程式は、人間には理解できない可能性が高い」**ことです。これまでも見てきたように、人工知能は数百億や数千億という変数を用いて現象をモデル化します。このため、「方程式を作ることはできたけれど、なぜその方程式で現象をうまく表すことができるのかが人間にはまったく理解できない」という状況になるのです。

これは、科学という営みを人間が行ううえで致命的な問題です。具体的な例を考えてみましょう。物理学では、この世界に存在する根本的な力は、重力、電磁気力、強い力、弱い力という四つの力であることが知られています。この発見は物理学の大きな功績ですが、さらに先へと進み、これら四つの力をまとめて一つの方程式で表現することが多くの物理学者にとって究極の目標の一つと言えるでしょう。これは「万物の方程式（超大統一理論）」と呼ばれます。

ここで仮に、人工知能が万物の方程式を発見したとしましょう。その方程式は、重力、電磁気力、強い力、弱い力という四つの力を正しく表現できているし、方程式から導き出される計算結果はたしかに正しい。ついに人類は、この世界を説明する方程式を知ることができたのです！

ただし、一つだけ問題がありました。人工知能が見つけ出した万物の方程式には数千億の変数が含まれており、人間がその意味をまったく理解できないのです。すなわち、「なぜこの方程式が成り立つのかはまったく理解できないけれど、世界のモデル化にはたしかに成功している」という状況です。

もしあなたが物理学者だったとしたら、人工知能によるこの発見をどう感じるでしょうか？

「人間が意味を理解できないとしても、この世界を正しくモデル化しているのだから何の問題もない」と考える人も一定数いるかもしれませんが、「自分たちが追い求めてきたものは本当にこれだったのか」と感じる人が多いのではないでしょうか。少なくとも現時点では科学は人間によって行われる営みであり、そこに理解が必要であると考える人は少なくないでしょう。

とは言え、「人工知能が生み出した、人間には理解できない万物の方程式」を単に「科学ではない」と切り捨てることも、また違うのではないでしょうか。

歴史を振り返ると、「発見された時点では人間が意味やメカニズムを理解できていなかったけれど、後々になってそのメカニズムが解明された」という事例は数多くあります。代表的なものとして抗生物質が挙げられるでしょう。

1928年に偶然発見されたペニシリンは、その後100年足らずの間に数え切れないほどの命を救ってきました。20世紀における最も偉大な発見の一つとも言われるペニシリンですが、「なぜ感染症に効くのか」というメカニズムが明らかになったのはその後しばらく経ってからのことでした。このとき、「ペニシリンはそのメカニズムが理解できないから科学ではない」と言われていたとしたら数え切れないほどの命が失われていたことでしょう。

このように、科学の進歩により、後になって初めてその意味やメカニズムが明らかになるという事例は少なくありません。

科学は人間によって行われる営みであり、そこに理解が必要だという考えはもっともだと思います。ですが、この先も科学は進歩していきます。「今の人類には理解できないけれど、科学が進歩した未来の人類には理解できるかもしれない」という希望を捨てず、「現時点で理解できないこと」を切り捨ててしまわないこともまた重要ではないでしょうか。

人工知能による脳の限界のアップデート

いよいよ本書も、終わりの時を迎えようとしています。先ほど紹介したように、人間が積み上げてきたこれまでの科学はあくまでも人間が理解できる範囲にとどまっており、人間よりもはるかに高い知性が誕生すれば、より高次元な科学が生まれるかもしれません。

ここまでの話を考えると、将来的には人工知能があらゆることを支配するようになると思うのも無理はないでしょう。ですがそれはあくまでも、「人類が今のままであれば」という条件つきということを忘れてはいけません。

これまで本書で見てきたように、脳のすごさはその適応力です。第1章で紹介したように、脳は本来は知覚できない地磁気をコンピューターの力を借りて感じることができるようになりますし、たとえば、生まれつき6本の指を持つ人は、6本目の指に対応する脳領域が発達することが知られています。このように、脳は環境に適応する極めて柔軟な能力を持っています。

人類の歴史を振り返ってみても、科学や技術が進歩するたびに、脳自身が歩調を合わせるように適応してきました。新しいテクノロジーが生まれれば、脳はこれを巧みに取り入れ、積極的に活用することができるのです。

人類の歴史は、いわば脳の潜在能力を開拓する歴史と考えることもできるでしょう。そしてその開拓された脳により、人類は新たなサイエンスやテクノロジーを生み出すことができます。このようにして、脳と科学技術は共に進化してきました。**このような脳と科学技術の共進化に今、人工知能が加わり始めています。**

第1章で、2017年に囲碁の人工知能「AlphaGo」が当時の世界最強棋士である柯潔（カ・ケツ）九段に圧勝したことを紹介しました。ですが興味深いことに、プロ棋士の大橋拓文六段（当時）は2021年2月に、「今の柯潔九段なら、2017年当時のAlphaGoに勝てると思う」と発言しています。実際に、棋士の強さを評価するレーティングにおいて、現在の柯潔九段は2017年当時のAlphaGoと同程度だと言います。また、今の世界トップ棋士は数年前のトップ棋士にかなりの確率で勝てるレベルになっているとのことです。たった数年で、囲碁の世界に何が起きたのでしょうか？

その理由は、人類が囲碁のトレーニングに人工知能を活用し始めたことです。人工知能の手を日々研究し彼らと対局を重ねることで、人類の囲碁力がどんどんと引き上げられていったのです。さらには、人類の囲碁力向上に伴い、人工知能側もますます新たな手を打つようになっていると言います。これはまさに、人間の「脳の限界」が人工知能により拡張され、それに伴い人工知能側も進歩する共進化と言えるでしょう。

脳が人工知能とともに進歩できれば、人間が持つ「脳の限界」自体がどんどんとアップデートされていくかもしれません。脳の限界がアップデートされた人類は、1000個の変数が含まれる方程式をシンプルだと感じ、100万次元の空間を容易に想像できるようになるかもしれません。そうなれば、科学は加速度的に発展するでしょう。そして、そうやって進歩したサイエンスやテクノロジーと再び共進化することによって、脳はますますアップデートされていきます。

人間の脳の構造そのものは、この先1000年、2000年経っても物理的にはほとんど変わらないでしょう。しかし、機能的にはまだまだ進化しうるポテンシャルが残されていると思うのです。

脳という、私たち誰もが持っていながらどこか神秘的なこの存在について、多くの研究者が必死に研究を積み重ねてきました。それでも、脳が持つ潜在能力の限界はまだまだ見えません。脳の研究を通じて、「脳の限界はどこにあるのか」「新たなテクノロジーによりその限界をどこまで拡張できるのか」を問い続けていくこと。それが私たちの使命であると同時に、心からワクワクするライフワークでもあるのです。

おわりに

ここまで読んでいただき、ありがとうございました。

そもそも私が脳に興味を持ったのは、大学1年生の夏休み前日に大学の書籍部で『進化しすぎた脳』（講談社ブルーバックス）という池谷裕二先生の本がたまたま目に入って手に取り、その面白さに衝撃を受けたことが始まりでした。『進化しすぎた脳』があまりに面白かったため、読み終えたその日のうちに続編である『単純な脳、複雑な「私」』（講談社ブルーバックス）を買いに走ったことを今でもよく覚えています。

その後進学した医学部では、将来進むべき診療科を模索する日々を過ごしました。「せっかく一生を捧げるからには、自分が一番なりたくない病気を扱いたい」と思い、友人や先生に手当たり次第に「最もなりたくない病気は何ですか？」と聞き続けました。最も多い答えは「がん」でしたが、この質問を続けていく中で、私の中では「認知症になりたくない」という思いが強くなっていきました。

なぜなら、友人や家族、最終的には自分自身のことさえ忘れてしまう認知症は、その他のあらゆる病と比べてもとりわけ悲劇的だと感じたからです。

そのような思いから、医学部卒業後は老年病科という高齢者専門の診療科に進みました。しかし、実際に認知症患者さんの診察を続けていく中で、現状用いられている認知症薬はあくまでも進行を多少遅らせる程度の効果しかないことを痛感しましたし、治療薬の開発もなかなか進んでいないことを肌で感じました。

それらの経験を経て、「認知症を克服するには、もっと根本的な脳のメカニズムを知る必要がある」と考えるようになり、大学院で脳の基礎研究を行うことを心に決めました。

具体的にどの大学院に進むかを考えたときに、真っ先に頭に浮かんだのが池谷先生の研究室であり、「脳について研究したい」という思いを伝えたところ、快く受け入れていただきました。

さらにその前後から、世の中では人工知能のニュースをよく聞くようになっていました。私自身、最先端のサイエンスやテクノロジーについて調べることが大好きなので、人工知能にもとても興味を抱き、何とか脳研究と組み合わせることができないかと日々考えていました。

そんな中、私が大学院1年目の秋から「池谷脳AI融合プロジェクト」が始まることとなり、プロジェクトチームに参加させていただくこととなりました。プロジェクトの研究内容については、第3章でご紹介した通りです。

その後、この本を書くきっかけになったのは、池谷先生から「脳と人工知能の研究の最先端について、一緒に本を書きませんか？」と言っていただいたことでした。私は面白い研究やニュースがあると「こんなに面白い研究があるんですよ！」と他人に伝えたくなってしまうので、池谷先生からの執筆の提案をとても嬉しく思い、執筆させていただくこととなりました。本書を読んでいただいたみなさんにとって、少しでも面白いと思う部分があったならばとても嬉しく思います。

現在私は、「BrainTech Review」というタイトルのメールマガジンを月3回発信しています。書籍の良さは多くの情報を整理して発信できることですが、一方でメールマガジンの強みはなんと言ってもリアルタイム性であり、早いときには興味深い論文が出たその週に内容をお届けすることができます。本書を読んで神経科学や人工知能の最先端の研究に興味を持った方は、ぜひメールマガジン「BrainTech Review」もチェックいただければとても嬉しく思います（https://note.com/daichi_konno）。

さて、２００９年に発売された池谷先生の著書『単純な脳、複雑な「私」』の中で、池谷先生は「10年後に改めて講義をやったら、そのときには『こんなところまでわかったんだぞ！　すごいね』と説明できるかもしれないね」と発言されています。

あれから12年が経ちました。みなさんはこの12年間の脳や人工知能研究の進歩をどう感じたでしょうか。私自身が研究の世界に飛び込んで分かったのは、「科学者一人ができることはごく限られているものの、世界中の科学者が切磋琢磨しながら必死に研究を行うことで、神経科学や人工知能の研究は着実に前に進んでいる」ということでした。

２０２０年7月に開催された日本最大の神経科学の学会（日本神経科学大会）において、「２０５０年の脳科学と社会」というディスカッションが行われました。このディスカッションで最も印象的だったのは、「２０２０年現在の神経科学は、30年前に予想していたよりも進んでいるか、そうではないか」という質問に対し、最先端の脳研究者

10人のうち8人が「予想よりも進んでいる」と回答したことです。

これは個人的には意外でもあり、勇気をもらう結果でもありました。

本書にも色々と記載したように、私自身は2050年の神経科学についてかなり楽観的な予想（妄想？）をしています。今から30年後の2050年になったとき、「脳や人工知能の研究は私が予想していたよりも進んでいる」と言えるよう、今日も研究を頑張りたいと思います。


また、「生涯をかけて世界を変える発見をする人」はもちろん素晴らしいですが、『生涯をかけて世界を変える発見をするかもしれない多くの若者』を脳や人工知能研究の世界に誘《いざな》うこと」も同じくらい意義のあることだと考えています。

もともと池谷先生の『進化しすぎた脳』や『単純な脳、複雑な「私」』を読んで脳の研究を志した身として、この本を読むことで脳や人工知能の研究を志す人が一人でも増えてくださったとすれば、これほど嬉しいことはありません。

池谷先生の著書に誘われて神経科学の世界に飛び込んだ私自身のように、この本を読んだ若いみなさんが一人でも多く神経科学や人工知能の研究を志し、世界を変えるような発見を成し遂げることを心から願い、筆を擱《お》きたいと思います。

最後になりましたが、本書の執筆を提案していただき、最初から最後まで優しく見守ってくださった池谷先生、私の拙《つたな》い文章にいつも的確かつ貴重な意見をくださった講談社の家田有美子さん、執筆にあたり多大な協力をいただいた研究室の先生方やメンバー、そしていつも心の支えになってくれた妻と故郷の家族に最大限の感謝を述べさせていただきます。みなさまのおかげで本書を世に出すことができました。どうもありがとうございました。

追伸

私事で恐縮ですが、この10月に第一子が産まれました。成長してこの本を読んだ我が子が、「ぼく、脳の研究者になる！」と言ってくれたとしたら、これ以上の喜びはありませんん。いつの日か、その答え合わせができる日を楽しみにしながら、本書の結びとさせていただきます。

紺野 大地

◆Substack：Feeling unproductive? Maybe you should stop overthinking. - by Liam Porr - Nothing but Words
https://adolos.substack.com/p/feeling-unproductive-maybe-you-should
◆DeepL：https://www.deepl.com/translator
◆日本語で科学を学び、考えることができる幸せ　——ノーベル化学賞の白川英樹博士が語る先人たちへの感謝
https://www.mugendai-web.jp/archives/7373
◆About Learn From Anyone
https://gpt3demo.com/apps/learnfromanyone
◆Artificial Intelligence Index Report 2021
https://aiindex.stanford.edu/wp-content/uploads/2021/03/2021-AI-Index-Report_Master.pdf
◆金井ムーンショットプロジェクト
https://brains.link/
◆ブレインテック・コンソーシアム：BRAINTECH CONSORTIUM
https://brain-tech.jp/
◆ERATO 池谷脳AI融合プロジェクト
http://www.ikegaya.jp/ERATO/
◆Kernel：https://www.kernel.com/
◆The first piece of AI-generated art to come to auction
https://www.christies.com/features/A-collaboration-between-two-artists-one-human-one-a-machine-9332-1.aspx
◆DALL·E: Creating Images from Text, January 5, 2021
https://openai.com/blog/dall-e/
◆UCLA Depression Grand Challenge
https://grandchallenges.ucla.edu/depression/
◆高次元科学への誘い:Hiroshi Maruyama's Blog
https://japan.cnet.com/blog/maruyama/2019/05/01/entry_30022958/
◆いま囲碁界で起きている〝人間とAI〟の関係——「中国企業2強時代」「AIに2000連敗して人類最強へと成長」将棋界とは異なるAIとの向き合いかた
https://originalnews.nico/299273
◆BrainTech Review | Daichi Konno | note
https://note.com/daichi_konno/m/mcd7861bc863b

書籍

◆Baars, Bernard J. 1988. A Cognitive Theory of Consciousness. Cambridge University Press.
◆Buzsáki, György. 2019. The Brain from Inside Out. Oxford University Press.
◆Harari, Yuval Noah. 2016. Homo Deus: A Brief History of Tomorrow. Random House.
◆Op de Beeck, Hans, and Chie Nakatani. 2019. Introduction to Human Neuroimaging. Cambridge University Press.
◆マルチェッロ・マッスィミーニ、ジュリオ・トノーニ（著），花本知子（訳）『脳の謎に挑む統合情報理論 意識はいつ生まれるのか』（亜紀書房／2015年）

pressive Disorder across Multiple Imaging Sites." PLoS Biology 18 (12): e3000966.

【第3章】

◆Abbott, Jeffrey, Tianyang Ye, Keith Krenek, Rona S. Gertner, Steven Ban, Youbin Kim, Ling Qin, Wenxuan Wu, Hongkun Park, and Donhee Ham. 2020. "A Nanoelectrode Array for Obtaining Intracellular Recordings from Thousands of Connected Neurons." Nature Biomedical Engineering 4 (2): 232–241.

◆Bevilacqua, Dana, Ido Davidesco, Lu Wan, Kim Chaloner, Jess Rowland, Mingzhou Ding, David Poeppel, and Suzanne Dikker. 2018. "Brain-to-Brain Synchrony and Learning Outcomes Vary by Student-Teacher Dynamics: Evidence from a Real-World Classroom Electroencephalography Study." Journal of Cognitive Neuroscience 31 (3): 401–411.

◆Burger, Benjamin, Phillip M. Maffettone, Vladimir V. Gusev, Catherine M. Aitchison, Yang Bai, Xiaoyan Wang, Xiaobo Li, et al. 2020. "A Mobile Robotic Chemist." Nature 583 (7815): 237–241.

◆Eichstaedt, Johannes C., Robert J. Smith, Raina M. Merchant, Lyle H. Ungar, Patrick Crutchley, Daniel Preoţiuc-Pietro, David A. Asch, and H. Andrew Schwartz. 2018. "Facebook Language Predicts Depression in Medical Records." Proceedings of the National Academy of Sciences of the United States of America 115 (44): 11203–11208.

◆Ham, Donhee, Hongkun Park, Sungwoo Hwang, and Kinam Kim. 2021. "Neuromorphic Electronics Based on Copying and Pasting the Brain." Nature Electronics 4 (9): 635–644.

◆Hasson, Uri, Samuel A. Nastase, and Ariel Goldstein. 2020. "Direct Fit to Nature: An Evolutionary Perspective on Biological and Artificial Neural Networks." Neuron 105 (3): 416–434.

◆Horikawa, T., M. Tamaki, Y. Miyawaki, and Y. Kamitani. 2013. "Neural Decoding of Visual Imagery during Sleep." Science 340 (6132): 639–642.

◆Koike, Takahiko, Hiroki C. Tanabe, Shuntaro Okazaki, Eri Nakagawa, Akihiro T. Sasaki, Koji Shimada, Sho K. Sugawara, et al. 2016. "Neural Substrates of Shared Attention as Social Memory: A Hyperscanning Functional Magnetic Resonance Imaging Study." NeuroImage 125: 401–412.

◆Kubanek, Jan, Julian Brown, Patrick Ye, Kim Butts Pauly, Tirin Moore, and William Newsome. 2020. "Remote, Brain Region-Specific Control of Choice Behavior with Ultrasonic Waves." Science Advances 6 (21): eaaz4193.

◆Pais-Vieira, Miguel, Gabriela Chiuffa, Mikhail Lebedev, Amol Yadav, and Miguel A. L. Nicolelis. 2015. "Building an Organic Computing Device with Multiple Interconnected Brains." Scientific Reports 5: 11869.

◆Scangos, Katherine W., Ankit N. Khambhati, Patrick M. Daly, Ghassan S. Makhoul, Leo P. Sugrue, Hashem Zamanian, Tony X. Liu, et al. 2021. "Closed-Loop Neuromodulation in an Individual with Treatment-Resistant Depression." Nature Medicine 27 (10): 1696–1700

◆北野宏明. 2016. "人工知能がノーベル賞を獲る日, そして人類の未来：究極のグランドチャレンジがもたらすもの(アーティクル)." 人工知能 31 (2): 275–286.

Webページ

◆Nauralink：The first fully-implanted 1000+ channel brain-machine interface
https://neuralink.com/blog/monkey-mindpong/

◆ Bevilacqua, Dana, Ido Davidesco, Lu Wan, Kim Chaloner, Jess Rowland, Mingzhou Ding, David Poeppel, and Suzanne Dikker. 2019. “Brain-to-Brain Synchrony and Learning Outcomes Vary by Student-Teacher Dynamics: Evidence from a Real-World Classroom Electroencephalography Study.” Journal of Cognitive Neuroscience 31 (3): 401–411.
◆ Brown, Tom B., Benjamin Mann, Nick Ryder, Melanie Subbiah, Jared Kaplan, Prafulla Dhariwal, Arvind Neelakantan, et al. 2020. “Language Models Are Few-Shot Learners.” arXiv [cs.CL]. arXiv. https://arxiv.org/abs/2005.14165.
◆ Devlin, Jacob, Ming-Wei Chang, Kenton Lee, and Kristina Toutanova. 2018. “BERT: Pre-Training of Deep Bidirectional Transformers for Language Understanding.” arXiv [cs. CL]. arXiv. https://arxiv.org/abs/1810.04805.
◆ Dobelle, W. H. 2000. “Artificial Vision for the Blind by Connecting a Television Camera to the Visual Cortex.” ASAIO Journal 46 (1): 3–9.
◆ Fetz, E. E. 1969. “Operant Conditioning of Cortical Unit Activity.” Science 163 (3870): 955–958.
◆ Gu, Leilei, Swapnadeep Poddar, Yuanjing Lin, Zhenghao Long, Daquan Zhang, Qianpeng Zhang, Lei Shu, et al. 2020. “A Biomimetic Eye with a Hemispherical Perovskite Nanowire Array Retina.” Nature 581 (7808): 278–282.
◆ Ha, David, and Jürgen Schmidhuber. 2018. “World Models.” arXiv [cs.LG]. arXiv. https://arxiv.org/abs/1803.10122.
◆ Jiang, Hongrui. 2020. “Artificial Eye Boosted by Hemispherical Retina.” Nature 581 (7807)
◆ Makin, Joseph G., David A. Moses, and Edward F. Chang. 2020. “Machine Translation of Cortical Activity to Text with an Encoder-Decoder Framework.” Nature Neuroscience 23 (4): 575–582.
◆ Merel, Josh, Diego Aldarondo, Jesse Marshall, Yuval Tassa, Greg Wayne, and Bence Ölveczky. n.d. “Deep Neuroethology of a Virtual Rodent.”
◆ Musk, Elon, and Neuralink. 2019. “An Integrated Brain-Machine Interface Platform with Thousands of Channels.” Journal of Medical Internet Research 21 (10): e16194.
◆ O’Doherty, Joseph E., Mikhail A. Lebedev, Peter J. Ifft, Katie Z. Zhuang, Solaiman Shokur, Hannes Bleuler, and Miguel A. L. Nicolelis. 2011. “Active Tactile Exploration Using a Brain–Machine–Brain Interface.” Nature 479 (7372): 228–231.
◆ Rachitskaya, Aleksandra V., and Alex Yuan. 2016. “Argus II Retinal Prosthesis System: An Update.” Ophthalmic Genetics 37 (3): 260–266.
◆ Radford, Alec, Jeffrey Wu, Rewon Child, David Luan, Dario Amodei, Ilya Sutskever, et. al. 2019. “Language Models Are Unsupervised Multitask Learners.” OpenAI Blog 1 (8): 9.
◆ Ramakrishnan, Arjun, Peter J. Ifft, Miguel Pais-Vieira, Yoon Woo Byun, Katie Z. Zhuang, Mikhail A. Lebedev, and Miguel A. L. Nicolelis. 2015. “Computing Arm Movements with a Monkey Brainet.” Scientific Reports 5 (July): 10767.
◆ Tononi, Giulio. 2004. “An Information Integration Theory of Consciousness.” BMC Neuroscience 5 (November): 42.
◆ Wessberg, J., C. R. Stambaugh, J. D. Kralik, P. D. Beck, M. Laubach, J. K. Chapin, J. Kim, S. J. Biggs, M. A. Srinivasan, and M. A. Nicolelis. 2000. “Real-Time Prediction of Hand Trajectory by Ensembles of Cortical Neurons in Primates.” Nature 408 (6810): 361–365.
◆ Yamashita, Ayumu, Yuki Sakai, Takashi Yamada, Noriaki Yahata, Akira Kunimatsu, Naohiro Okada, Takashi Itahashi, et al. 2020. “Generalizable Brain Network Markers of Major De-

参考文献

論文

【イントロダクション】

◆Deurveilher, Samüel, and Kazue Semba. 2011. "Basal Forebrain Regulation of Cortical Activity and Sleep-Wake States: Roles of Cholinergic and Non-Cholinergic Neurons." Sleep and Biological Rhythms 9 (suppl.1): 65–70.

◆Patel, Aneek, Hussam Abou-Al-Shaar, Michael C. Chiang, Hanna N. Algattas, Michael M. McDowell, Jeremy G. Stone, Ellen B. Mitchell, Stephen P. Emery, and Stephanie Greene. 2021. "Neuroophthalmological Manifestations of Congenital Aqueductal Stenosis." Journal of Neurosurgery: Pediatrics, June, 1–6.

【第1章】

◆Fukushima, Kunihiko, and Sei Miyake. 1982. "Neocognitron: A Self-Organizing Neural Network Model for a Mechanism of Visual Pattern Recognition." In Competition and Cooperation in Neural Nets, 267–285. Springer, Berlin, Heidelberg.

◆Hochberg, Leigh R., Daniel Bacher, Beata Jarosiewicz, Nicolas Y. Masse, John D. Simeral, Joern Vogel, Sami Haddadin, et al. 2012. "Reach and Grasp by People with Tetraplegia Using a Neurally Controlled Robotic Arm." Nature 485 (7398): 372–375.

◆Krizhevsky, Alex, Ilya Sutskever, and Geoffrey E. Hinton. 2017. "ImageNet Classification with Deep Convolutional Neural Networks." Communications of the ACM 60 (6): 84–90.

◆Le, Quoc V. 2013. "Building High-Level Features Using Large Scale Unsupervised Learning." In 2013 IEEE International Conference on Acoustics, Speech and Signal Processing, 8595–8598.

◆Norimoto, Hiroaki, and Yuji Ikegaya. 2015. "Visual Cortical Prosthesis with a Geomagnetic Compass Restores Spatial Navigation in Blind Rats." Current Biology 25 (8): 1091–1095.

◆Pais-Vieira, Miguel, Mikhail Lebedev, Carolina Kunicki, Jing Wang, and Miguel A. L. Nicolelis. 2013. "A Brain-to-Brain Interface for Real-Time Sharing of Sensorimotor Information." Scientific Reports 3: 1319.

◆Silver, David, Aja Huang, Chris J. Maddison, Arthur Guez, Laurent Sifre, George van den Driessche, Julian Schrittwieser, et al. 2016. "Mastering the Game of Go with Deep Neural Networks and Tree Search." Nature 529 (7587): 484–489.

◆Silver, David, Thomas Hubert, Julian Schrittwieser, Ioannis Antonoglou, Matthew Lai, Arthur Guez, Marc Lanctot, et al. 2018. "A General Reinforcement Learning Algorithm that Masters Chess, Shogi, and Go through Self-Play." Science 362 (6419): 1140–1144.

【第2章】

◆Beauchamp, Michael S., Denise Oswalt, Ping Sun, Brett L. Foster, John F. Magnotti, Soroush Niketeghad, Nader Pouratian, William H. Bosking, and Daniel Yoshor. 2020. "Dynamic Stimulation of Visual Cortex Produces Form Vision in Sighted and Blind Humans." Cell 181 (4): 774–783.e5.

紺野 大地

Daichi Konno

1991年、山形県川西町生まれ。2015年、東京大学医学部卒業。2018年、東京大学大学院医学系研究科博士課程入学。東京大学医学部附属病院老年病科医師。現在、「ERATO 池谷脳AIプロジェクト」のメンバーとして研究に携わっている。脳・老化・人工知能の研究を通じて、「脳の限界はどこにあるのか」、「新たなテクノロジーによりその限界をどこまで拡張できるのか」を探究している。Twitter (@_daichikonno) やメールマガジン「BrainTech Review」で脳についての最新研究を分かりやすく紹介し、神経科学のファンを増やすことがライフワークの1つ。

池谷 裕二

Yuji Ikegaya

1970年、静岡県藤枝市生まれ。薬学博士。現在、東京大学薬学部教授。脳研究者。海馬の研究を通じ、脳の健康や老化について探求をつづける。日本薬理学会学術奨励賞、日本神経科学学会奨励賞、日本薬学会奨励賞、文部科学大臣表彰（若手科学者賞）、日本学術振興会賞、日本学士院学術奨励賞、塚原仲晃記念賞などを受賞。現在、「ERATO 池谷脳AI融合プロジェクト」の代表を務める。主な著書に『進化しすぎた脳』『単純な脳、複雑な「私」』（ともに講談社ブルーバックス）、『海馬』『脳はこんなに悩ましい』（ともに共著、新潮文庫）、『脳には妙なクセがある』（新潮文庫）などがある。

脳《のう》と人工知能《じんこうちのう》をつないだら、
人間《にんげん》の能力《のうりょく》はどこまで拡張《かくちょう》できるのか
脳《のう》AI融合《ゆうごう》の最前線《さいぜんせん》

2021年12月14日　第1刷発行

著者
紺野大地《こんのだいち》　池谷裕二《いけがやゆうじ》

発行者／鈴木章一
発行所／株式会社講談社
〒112-8001　東京都文京区音羽2丁目12-21
電話　[編集]03-5395-3524　[販売]03-5395-4415　[業務]03-5395-3615
本文データ制作・印刷所／株式会社新藤慶昌堂
製本所／株式会社国宝社

KODANSHA

ISBN 978-4-06-526515-4　N.D.C.491.371 286p 19cm